TANJA BÜLTER
Brust raus

Tanja Bülter

Mit Tina Gerstung

# Brust raus

## Wie ich den Krebs besiege und dabei ICH bleibe

Lübbe

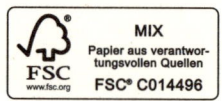

Originalausgabe

Copyright © 2022 by Bastei Lübbe AG, Köln

Textredaktion: Claudia Wuttke, Hamburg
Umschlaggestaltung: U1berlin/Patrizia Di Stefano
Einband-/Umschlagmotiv: © Streetstyleshooters
Satz: two-up, Düsseldorf
Gesetzt aus der Bembo
Druck und Einband: GGP Media GmbH, Pößneck
Printed in Germany
ISBN 978-3-431-05029-5

1  3  5  4  2

Sie finden uns im Internet unter luebbe.de
Bitte beachten Sie auch: lesejury.de

# Inhalt

# Einleitung – Wieso noch ein Buch über Krebs?

Etwa 70 000-mal im Jahr lautet die Diagnose für eine Frau »Mammakarzinom«, Brustkrebs. Das ist verdammt oft, wie ich finde. Gefühlt gibt es genauso viele Bücher darüber. Das weiß ich, weil ich selber nach einem guten suchte – leider erst, nachdem ich die Krankheit im Internet rauf und runter studiert hatte. An dieser Stelle schon mal mein erster Tipp für dich: Google niemals Brustkrebs! In meinem Fall endete das damit, dass direkt neben meinem diagnostizierten Tumor etliche Werbeanzeigen für Beerdigungsinstitute aufploppten. DAS möchte wirklich keiner sehen, bevor die Behandlung auch nur angefangen hat.

Jedenfalls könntest du dich durchaus fragen, warum es dieses Buch braucht. Nun, ich möchte dich mit meinem ganz eigenen Weg inspirieren, der mich super ans Ziel geführt hat und dir auch Mut machen darf: um wieder gesund zu werden und bei allen definitiv auch sehr extremen Aufs und Abs dieser Reise mit dir selber im Einklang zu bleiben. Was eine Wahnsinnsherausforderung war – und ein Stück weit immer noch ist.

Als Journalistin mit einem riesigen Netzwerk habe ich vor Beginn meiner Chemotherapie sehr viel recherchiert, Kontakte angezapft und mit Betroffenen gesprochen. Schon durch die neu gewonnenen Erkenntnisse hatte ich weniger Angst vor all dem, was vor mir lag. Aber Respekt! Natürlich ist so eine Behandlung anstrengend wie nichts, was ich bis dahin je erlebt hatte, und immens kräftezehrend. Doch ich habe gelernt, dass man nicht einfach alles für gegeben hinnehmen muss, sondern dass man selbst viel dafür tun kann, damit es einem besser geht. Als zweifache, alleinerziehende und berufstätige Mutter hatte sich bis zum Tag der Diagnose wenig um mich selbst gedreht. Hauptsache, die Kinder lachen, der Chef kriegt keine grauen Haare und ich habe immer eine Schulter frei für eine Freundin mit Kummer. So lief das bisher ab. Nicht falsch verstehen, ich war wirklich nicht unglücklich. Im Gegenteil! Aber Brustkrebs hat eben nichts mehr mit Work-Life-Balance zu tun. Mein Ziel war es, den Tumor, meine »Mistbeule«, wie ich ihn mit einem Augenzwinkern getauft habe, fortzujagen, mehr auf mein Bauchgefühl zu hören und MICH in den Mittelpunkt zu rücken. Keine leichte Aufgabe, aber mit Hilfestellung gut zu bewältigen. Und das, was ich während des ganzen Prozesses gelernt habe, möchte ich gern an dich weitergeben. Denn Hilfe und Unterstützung – egal, in welcher Form sie daherkommen – können in einer so dunklen Phase des Lebens alles bedeuten.

Als mitten in der Chemotherapie meine Erkrankung öffentlich bekannt wurde, bekam ich unzählige Zuschriften von Menschen, die weitere Heilungstipps für mich hatten. Einiges davon konnte ich noch für mich nutzen, manches wie etwa eine Vitamin-C-Kur mit Ozontherapie war mir persönlich aber doch zu weit weg. Dennoch gilt: Jeder muss seinen eigenen Weg aus dieser Hölle finden – damit meine ich insbesondere den psychischen; physisch liegt ja leider nicht so viel in unserer eigenen Hand. Heute jedoch kann ich mit Bestimmtheit sagen: Nicht nur die Schulmedizin hilft, auch eine Ernährungsumstellung, alternative Heilmethoden, Meditation, Gesundheitssport und die Aktivierung meiner Selbstheilungskräfte haben dazu geführt, dass es mir schneller erheblich besser ging und geht.

Außerdem wollte ich mich nicht damit abfinden, dass Krebs gleichbedeutend damit sein muss, krank und elend auszusehen. Keine Haare mehr, fahler Teint, eingefallene Gesichtszüge und ein schlaffer Körper. Mir war es gerade als Moderatorin, die ihr Geld nun mal auch ein Stück weit mit ihrem Aussehen verdient, wichtig, meine Weiblichkeit nicht zu verlieren. Ich wollte eine vollwertige Frau bleiben und auch so aussehen. Also habe ich viel nachgeforscht und festgestellt, dass es auf dem Gebiet zwar Lösungen gibt, die aber nicht so ohne Weiteres zu finden sind. So wollte ich etwa meine langen blonden Haare nicht kampflos aufgeben – und habe gelernt, dass ich das auch nicht muss. Allein der Gedanke, vielleicht sogar meine Brüste zu verlieren, erschien mir unerträglich. All die Erkenntnisse und unterstützenden Maßnahmen, die ich dahingehend gewonnen habe und die für mich so wertvoll wurden, möchte ich in diesem Buch an dich weitergeben.

Zudem liest du hier, wie ich es geschafft habe, immer noch Ich zu bleiben, die optimistische Tanja, die vor Lebensfreude sprüht und dir damit auf deinem eigenen Weg ein kleines bisschen helfen kann!

Keine Frage, es gab definitiv auch »dunkle Momente« bei mir, Stunden, die von unfassbaren Ängsten geprägt waren und die mich vermutlich immer mal wieder heimsuchen werden. Doch selbst dafür gab es Tools und Wegbegleiter, die mich diese Phasen besser überstehen ließen.

Ob du nun eine »Mistbeule« oder ein anderes gesundheitliches Problem hast – ich hoffe, dass dieses Buch dir ein paar ungewöhnliche und neue Wege aufzeigt, die mir in meinem Heilungsprozess unglaublich gutgetan haben.

# Gestatten, Mistbeule, mein Name!

Ein lauschiger Herbstabend im Oktober. Ich stand vor meinem Zuhause, einem großen Altbau-Mehrfamilienhaus in meiner super idyllischen Straße im Berliner Bezirk Charlottenburg: frisiert, geschminkt, mit schwarzem Minirock und bunt gepunkteter Bluse, schwarze High Heels an den Füßen. So wartete ich auf meine Freundin Kerstin, die mich mit ihrem weißen Nissan abholen kam. Kerstin ist übrigens Kerstin Linnartz, ebenso wie ich Moderatorin und Yoga-Expertin und eine sehr enge Freundin. Wir besuchten an diesem Abend eine karitative Veranstaltung zugunsten von Brustkrebs. Die Idee: Wir kellnerten in einem Restaurant, um möglichst hohe Einnahmen für eine Brustkrebsorganisation zu generieren. Als ich in ihr Auto stieg und in ihr strahlendes Gesicht schaute, freute ich mich auf unseren Abend. Da war aber noch etwas, das ich dringend loswerden musste und das mir seit einer Weile ein diffuses Unbehagen bereitete. »Du, Kerstin, es klingt jetzt vielleicht völlig absurd, aber ich habe Angst, dass ich selber Brustkrebs habe!«, platzte ich heraus, kaum dass ich auf dem Beifahrersitz saß, den Gurt umgelegt hatte und Kerstin den Blinker setzte. »Du bist die Erste, die davon erfährt«, schob ich hinterher. Ich musste endlich mit jemandem teilen, was mich die vergangenen Tage so beschäftigt hatte. Also erzählte ich ihr die ungeschönte Wahrheit:

»Vor zehn Tagen stand ich morgens unter der Dusche und tastete meine Brüste nach möglichen Unregelmäßigkeiten ab. Du kennst das sicher, dieses Gefühl von: ›Ach, da ist schon nichts‹, gepaart mit der Angst, dass da eben *doch* was sein könnte … Na ja, und diesmal spürte ich da plötzlich etwas, das sonst nicht da war. Ein kleiner Knubbel über meiner linken Brust.

In dem Moment kam mir noch nichts Böses in den Sinn. Musste eine kleine Zyste sein oder etwas anderes Harmloses! Definitiv dachte ich an nichts Schlimmes – das kam in meinem optimistischen Universum einfach nicht vor.

Zufällig hatte ich fünf Tage später einen Termin bei meiner Hautärztin wegen eines überschüssigen Hautläppchens an der Nase, das per Laser entfernt und verödet werden sollte. Nichts Großes. Zu der Ärztin ging ich nun schon seit acht Jahren, und wir unterhielten uns immer mal wieder auch privat über unsere Kinder oder unsere Urlaube. Daher war es für mich gar kein großes Thema zu fragen: ›Können Sie sich bitte diesen Knubbel oberhalb meiner linken Brust kurz mal anschauen? Den habe ich neulich entdeckt, und irgendwie gefällt er mir nicht.‹ Sie zog sich Gummihandschuhe an, setzte sich ihre schwarze Brille auf die Nase und meinte: ›Dann schieben Sie doch mal Ihre Bluse zur Seite.‹

Meine Hautärztin erklärte mir nach gründlichem Abtasten freundlich, aber schon mit etwas besorgter Miene, dass sie nicht genau identifizieren könne, was es sein könnte, und dass ich es besser bald vom Fachmann checken lassen sollte. Dann schrieb sie mir eine Überweisung, und ich versuchte einen Termin für einen Ultraschall zu bekommen. Zu dem Zeitpunkt dachte ich mir, immer noch die geborene Optimistin: ›Ach, das wird schon nichts sein!‹ Mein Glas war immer halb voll, statt halb leer – kennst mich ja!

Mit der Praxis für Sonografie hatte ich großes Glück, denn

es gab spontan einen freien Termin – obwohl der nächste reguläre erst zwei Monate später gewesen wäre. Ich saß im Wartezimmer, schmökerte in Zeitschriften und war in dem Moment eigentlich eher genervt als besorgt, dass ich mich nun auch noch mit sowas rumschlagen musste. Die 24 Stunden eines Tages waren ja sowieso schon immer zu wenig bei mir.

Ich wurde aufgerufen, legte mich auf die Liege, und der Arzt fuhr mit dem Ultraschallgerät mehrfach über die Stelle und kreiste um sie herum. Ich schaute ihn erwartungsvoll an. Doch er sagte nur, dass er den Knubbel nicht genau zuordnen und dass es theoretisch ein Tumor sein könne, aber weitere Untersuchungen erforderlich seien. Ein Tumor? Es folgte aber keine konkrete Erklärung, kein langes Gespräch. Mir schwante, dass das hier eine zeitaufwändigere Sache werden würde – mehr wollte ich gedanklich aber noch nicht zulassen. Mit einem Überweisungsschein für eine Mammografie und eine Biopsie in der Hand und einem immer noch optimistischen Gefühl, dass schon alles gut sein würde, verließ ich die Praxis.«

Hier endete meine Erzählung. Genau das war der aktuelle Stand: Ich hatte zwei Überweisungsscheine auf meinem Küchentisch liegen und musste eine Biopsie und eine Mammografie machen lassen.

Kerstin schaute nur total geschockt und wusste gar nicht, was sie sagen sollte. Dann brachen wir beide in schallendes Gelächter aus. So absurd war diese Situation. Sie meinte: »Das kann gar kein bösartiger Tumor sein, Tanja, weil so viel Ironie des Schicksals kann's doch gar nicht geben!« Wir parkten ihr Auto und machten für diesen Abend unseren Charity-Job – kein Wort mehr über den Knubbel oberhalb meiner linken Brust. Etliche Stunden, begleitet von Fotografen und jeder Menge Blitzlichtgewitter, trugen wir Tabletts voll beladen mit Essen und Getränken an die Tische. Was soll ich sagen? Der Abend war lustig, erfolgreich und ausgelassen. Wir nahmen viel Geld für die gute Sache ein und klatschten uns am Ende erschöpft, aber glücklich ab. Kerstin fuhr mich nach Hause. Es ging zwar auch um Brustkrebs an dem Abend – aber ich war ja nicht betroffen. Dachte ich da noch …

»Den nächsten freien Termin für eine Biopsie habe ich im Februar«, erklärt mir eine nicht besonders freundlich klingende Stimme am Telefon am nächsten Morgen. Also in fünf Monaten. Ich fragte: »Geht es nicht früher? Es ist dringend.« Aber da ich nicht privat versichert bin, hatte ich keine Chance. »Wir haben selbst für Notfalltermine nichts frei!« Kurz darauf tutete es nur noch in der Leitung. Ich dachte: »Kann ja wohl nicht wahr sein! Einfach aufgelegt«, und war mächtig gefrustet. Über so viel Unfreundlichkeit auf der einen Seite und die Unflexibilität auf der anderen.

An der Stelle habe ich gleich einen sehr wichtigen Tipp für dich: Akzeptiere ein »Nein« nie sofort, insbesondere wenn es um wichtige, möglicherweise lebenswichtige Termine geht! Zapfe dein Netzwerk an! Gehe über deinen Hausarzt, deine Gynäkologin, zur Not auch über den Zahnarzt, denn was ich gemerkt habe: Ärzte haben immer irgendwelche Verbindungen in andere Fachgebiete und kennen sich untereinander.

Vielleicht hast du auch in deinem direkten Freundes- oder Bekanntenkreis Leute, die Ärzte kennen. Nutze das! Ich habe das auch gemacht, und nur so bekam ich meinen Biopsietermin in der nächsten Woche, gefühlte 52 Telefonate später. Mein Freund Andi, selbst Mediziner, hatte sofort ein offenes Ohr, als ich ihm meine Lage und auch meine Not schilderte. Er beruhigte mich: »Tanja, das kriege ich schon hin.« Gesagt, getan, keine zwei Stunden später rief er mich an und meinte: »Übermorgen um 11 Uhr hast du einen Termin!« Ich überlegte einen Moment, denn eigentlich hätte ich da ja arbeiten müssen. Doch kurzerhand schob ich mein Pflichtbewusstsein zur Seite und dachte: Es geht jetzt mal zur Abwechslung um deine Gesundheit. Nimm das etwas ernster!

Mit dem guten Gefühl, selbst erfolgreich etwas bewegt und mich mit einem »Nein« nicht zufriedengegeben zu haben, stand ich zwei Tage später pünktlich in der Praxis.

Es war ein Mittwochmorgen. In Wartezimmer war alles versammelt – vom Bandscheibenvorfall bis zum Kreuzbandriss. Hier wurden MRTs, Biopsien und Mammografien am laufenden Band gemacht – im Grunde die Vorhölle, in der es sich entscheidet, wo für einen selbst die Reise hingeht. Ich hatte ein flaues Gefühl im Bauch, vor allem weil es meine erste Biopsie war und ich nicht wusste, was mich erwartete. Zuerst musste ich mich mit nacktem Oberkörper hinlegen und bekam eine lokale Betäubungsspritze. »Machen Sie sich obenrum mal frei, Frau Bülter«, war übrigens eine Aufforderung, die mir in den nächsten Monaten noch so oft begegnete, dass ich mittlerweile schon das T-Shirt hochziehe, wenn ich nur »obenrum« höre. Kurz später hieß es dann nur kurz: »Achtung, jetzt geht's los!« PENG. Wie fies! In dem Moment fühlte es sich so an, als würde meine Brust zersprengt werden. Mit einer Mini-Pistole – die sieht wirklich so aus! – wurde in drei Durchgängen in den vermeintlichen Knoten »geschossen« und Gewebe herausgezogen. Autsch! Mir dagegen schossen Tränen in die Augen. Gerne hätte ich jetzt die Hand meiner Freundin Kerstin gehalten – aber leider durfte in der Pandemie-Zeit niemand mit in das Behandlungszimmer. Ein Umstand, der mich leider auch die nächsten Monate stets begleitete: Alles, sämtliche Arztbesuche, musste ich alleine durchstehen. Mein »Problem« fiel nämlich mitten in die Corona-Pandemie.

Als alles vorbei war, sagte die Ärztin zu mir: »Wir rufen Sie übermorgen an und teilen Ihnen das Ergebnis mit.« Ich schaute ihr direkt in die Augen und fragte: »Können Sie denn jetzt schon etwas erkennen?« Da legte sie mir die Hand auf den Arm und erklärte mit leiser Stimme: »Es sieht nicht gut aus. Aber das Gewebe muss erst im Labor genauer untersucht werden. Dann kann ich Ihnen mehr sagen.«

Zum ersten Mal wich mein Optimismus einer bis dato unbekannten Angst. Das war nicht die Antwort, die ich hören wollte. Eigentlich dachte ich, sie würde mir nur kurz versichern, ich solle mir keine Sorgen machen. Nur deshalb hatte ich gefragt. Mit weichen Knien verließ ich die Praxis.

Gut, dass ich zum Lunch mit einer guten Freundin verabredet war. An das Essen und worüber wir gesprochen hatten, erinnere ich mich allerdings nicht mehr wirklich. Den ganzen Tag verbrachte ich wie unter einer Dunstglocke, nur rational funktionierend, ein bisschen wie ein Roboter, ferngesteuert, aber nicht wirklich da. Das Handtuch, das im Wäschekorb neben der Toilette landen sollte, musste ich aus der Toilette wieder herausfischen. Und meinen Autoschlüssel suchte ich lange, bis ich ihn am Waschbecken neben der Zahnpastatube meines Sohnes wiederfand.

Die Aussage der Ärztin hatte mich gehörig verunsichert, und meine Verwirrung hielt an, bis der Tag kam, der zu einem der schwärzesten meines Lebens werden sollte. Ich arbeitete noch, sah in den Konferenzen, dass sich die Münder meiner Arbeitskollegen bewegten, hörte aber nicht wirklich, was sie sagten. Ich war fahrig und konnte mich auf nichts konzentrieren. Ab 15 Uhr sollte das Ergebnis in der Praxis vorliegen. Ich konnte es aber kaum abwarten und rief bereits um 14.50 Uhr dort an. Leider vergeblich! Die Arzthelferin vertröstete mich: »Wir melden uns, wenn es da ist, Frau Bülter!«

Um 15.30 Uhr war es allerdings immer noch nicht da. Meine achtjährige Tochter Mina brauchte mich bei ihren Mathehausaufgaben und rief mich in ihr Kinderzimmer. Zweite Klasse Mathe, und ich konnte ihr nicht mal mehr sagen, was 35 plus 47 ist. Um 16 Uhr kam er dann endlich, der erlösende Anruf. Wobei erlösend definitiv relativiert werden muss. Die Ärztin machte ziemlich schnell klar: »Frau Bülter, Sie haben Brustkrebs. Es ist ein bösartiger Tumor, ein sehr aggressiver, ein sogenanntes Mammakarzinom.« Ich saß an meinem Schreibtisch, hatte schon mein rosafarbenes Blanko-Heft und den Stift bereitliegen, um aufzuschreiben, was sie mir zu sagen hatte – den Stift legte ich ziemlich schnell aus der Hand. Ich war komplett leer, konnte kaum erfassen, was sie mir da gerade mitteilte. Die Ärztin redete aber noch weiter: »Sie müssen jetzt als Nächstes einen Termin bei Ihrer Gynäkologin machen, zu der wir die Unterlagen schicken. Alles Gute Ihnen!« Das war's. Mit einem Gruß legte sie auf.

Zum ersten Mal in meinem Leben fühlte ich mich komplett hilflos und ausgeliefert. Ich konnte mit niemandem sprechen, meine Kehle war trocken, wie zugeschnürt. Mein Magen drückte. Ich lief wie ferngesteuert zurück ins Zimmer meiner Tochter und nahm Mina so fest in die Arme, dass sie sich lautstark beschwerte: »Mama, du erdrückst mich!« Wie gut, dass mein dreizehnjähriger Sohn Nicolas nicht zu Hause war. Er hätte vermutlich sofort gecheckt, dass mit mir etwas gewaltig nicht stimmte. Seit einigen Monaten war ich alleinerziehend, mein Noch-Ehemann wohnte in direkter Nachbarschaft, und obwohl wir uns noch gut verstanden, war er leider niemand mehr, den ich in dem Moment anrufen wollte oder der mir hätte eine Stütze sein können.

Am Abend, als meine Tochter schlief, setzte ich mich an den Laptop und fing an, alles rund um das Thema Brustkrebs zu googeln. Wie gesagt, keine gute Idee. Auf verifizierten Ärzte-Seiten fand ich zwar wertvolle Informationen. Aber oft waren dort auch Foren angeschlossen, in denen ich Schilderungen von ganz schlimmen Krankheitsverläufen gepaart mit viel Unwissenheit und Emotionalität lesen musste. Das machte mich zu dem Zeitpunkt total verrückt. Tausende Fragen geisterten mir durch den Kopf und ließen mich die ganze Nacht im Bett hin und her wälzen: Was, wenn ich meine Kinder nicht aufwachsen sehe? Wenn ich meinen Sohn nicht mehr ausschimpfen kann, sobald er seine erste Zigarette hinter meinem Rücken rauchen möchte? Oder wenn ich mit Mina nicht mehr gemeinsam ihre weiterführende Schule aussuchen kann? Das konnte nicht, das durfte einfach nicht passieren! Das Gedankenkarussell in meinem Kopf spielte total verrückt. Sicher geht jeder mit einer solchen Diagnose anders um: Die einen weinen erstmal, die anderen suchen Trost und Halt beim Partner oder einer Freundin und wieder andere verfallen in eine Art Schockstarre – so wie ich. Ich musste das erstmal für mich allein verarbeitet kriegen, nüchtern und ohne die grausigsten Horrorfantasien. Und dabei halfen diese Foren ganz sicher nicht. So machte ich auch alsbald einen großen Bogen um sie.

Am nächsten Mittag hatte ich einen Termin bei meiner Frauenärztin bekommen. Das wenigstens war kein Problem, nachdem ich am Telefon kurz erzählt hatte, worum es hier ging. Meine Gynäkologin, die mich sonst immer mit einem fröhlichen Strahlen begrüßte, bedeutete mir an diesem Tag mit besorgtem Gesicht, ihr gegenüber am Tisch Platz zu nehmen. Sie guckte in die Unterlagen, die aufgeschlagen vor ihr lagen, und da sie selbst schon auf einer onkologischen Station gearbeitet hatte, wusste sie ganz genau Bescheid, was jetzt auf mich zukam. »Vermutlich müssen Sie eine Chemotherapie machen, Frau Bülter, darauf sollten Sie sich einstellen!«, erklärte sie. Dabei sprach sie mir allerdings ordentlich Mut zu und gab mir gleich hilfreiche Informationen und Zahlen mit auf den Weg: »Rechtzeitig erkannt und optimal behandelt sind die meisten Brustkrebserkrankungen heilbar. 90 Prozent der erkrankten Frauen können geheilt werden, wenn der Tumor lokal begrenzt ist. Etwa jede achte Frau erkrankt an Brustkrebs, aber die Diagnose ist in den meisten Fällen günstig. Die Heilungsrate insgesamt lag in den letzten zehn Jahren durch verbesserte Früherkennung und neue Therapien bei über 80 Prozent.« Die Ärztin machte mir dann direkt einen Termin im Krankenhaus, um dort mögliche Therapien und den weiteren Behandlungsverlauf zu besprechen. Es musste wohl nun alles sehr schnell gehen, denn dass mein Tumor einer der schnell wuchernden Mistviecher war, stand nun zweifelsfrei fest, und so brachte mir meine Ärztin das auch schnörkellos bei. Bähm!, dachte ich damals nur und saß wie versteinert da.

> **TIPP**
>
> Zögere nie Termine hinaus! Denn nur so hast du womöglich die Zeit, dir noch Zweit- und Drittmeinungen einzuholen. Auch wenn die Angst vor diesen lebensverändernden Terminen oft riesengroß ist.

Rückblickend kann ich nicht mehr genau sagen, wie ich mich in dieser ersten Zeit von Termin zu Termin gehangelt habe, weil ich das »Dazwischen« oft wie in Trance verbracht habe – immer mit diesem unfassbar erdrückenden Mix aus Angst, Unwissenheit und Unsicherheit, der wie ein riesiges Damoklesschwert über mir schwebte. Mechanisch machte ich mit meinem Alltag weiter, mit dem Job, den Kindern. Immer gab es etwas zu tun, und ich musste funktionieren. Das half mir dabei, nicht durchzudrehen.

Mit meinem kleinen City-Flitzer fuhr ich also ein paar Tage später nach Kreuzberg ins Krankenhaus, onkologische Station. Im Wartezimmer saßen schon sechs Frauen auf den ungemütlichen, orangefarbenen Bänken – mit Glatze oder Mützen auf dem Kopf. Ich konnte nur erahnen, dass sie mich unter ihren FFP2-Masken Mut machend und mitfühlend anlächelten. Ich setzte mich mit dem gebotenen Sicherheitsabstand dazu. Die Corona-Maßnahmen erschwerten natürlich, dass in irgendeiner Form Nähe zu Menschen aufgebaut werden konnte, die einem in solchen Momenten »normalerweise« sicher hätten helfen können: einfach durch das Gefühl, mit der Krankheit nicht allein zu sein. Insofern war ich fast gezwungen, mich von Anfang an eher auf mich selbst zu konzentrieren. Nachdem ich eineinhalb Stunden in meinem Buch »Das Café am Rande der Welt« gelesen habe, kam ich endlich dran. Die zuständige Ärztin untersuchte mich, sie tastete meine Brust ab, machte einen Ultraschall und erklärte mir schließlich nüchtern: »Sie haben eine der aggressivsten Tumorarten, einen Triple-negativ, etwa zwei Zentimeter groß. Das erfordert eine unmittelbare Chemotherapie, danach eine Operation und im Anschluss nochmal eine Strahlentherapie.« So die Quintessenz. Sie redete insgesamt fast eine Stunde lang, die Informationen prasselten nur so auf mich ein. Ich bin zwar Journalistin und es daher gewohnt, schnell neue Themen zu verarbeiten. Aber dieses Tempo war mir in dem Moment definitiv zu hoch. Immer wieder unterbrach ich sie, schrieb mir etwas auf meinen Block und hakte nach:

»Der Tumor muss rausoperiert werden – das ist mir klar. Aber wie kann denn mein Tumor sonst noch behandelt werden?« Meine Ärztin zählte die weiteren Behandlungsmöglichkeiten auf: Chemo-, Hormon- und Immuntherapie – und dann noch die Strahlentherapie.

»Warum reicht die Operation allein nicht aus?«, wollte ich wissen. Das Rausschneiden allein »kontrolliere« den Tumor nicht, entgegnete sie mir – und als sie meinen fragenden Blick sah, übersetzte sie ihren Mediziner-Sprech: »Tumorzellen können wandern – auch gerne in mikroskopisch unsichtbaren Minigruppen. Wir hoffen zwar immer, dass sie noch alle im herausoperierten Tumor versammelt sind – darauf verlassen sollten wir uns aber nicht.«

Bei allem Vertrauen, das ich in meine guten Operateure und deren Schneidekünste setzte: Das klang plausibel. »Was bestimmt, welche zusätzlichen Therapien dann in Frage kommen – und in welcher Reihenfolge?« Zur Beantwortung dieser Frage musste meine Ärztin etwas ausholen: »Chemotherapie bremst alle wachsenden Tumorzellen. Für die Immun- und Hormontherapie aber müssen die Tumorzellen bestimmte Eigenschaften besitzen: So spricht Hormontherapie eben nur bei Tumorzellen an, die die sogenannten Hormonrezeptoren in sich tragen. Da das bei Ihnen leider nicht der Fall ist, funktioniert dieser Weg nicht. Sie brauchen daher die Chemotherapie.«

An der Stelle ging es mir zu schnell – ich wollte alles verstehen. Schritt für Schritt. Ich unterbrach die Ärztin: »Da gibt es doch noch andere Rezeptoren, die eine Rolle spielen – wie den Herceptin-Rezeptor. Hat der auch etwas mit Tumorwachstum zu tun?« Die Ärztin bestätigte meine Vermutung: »Ja, der HER2/neu-Rezeptor – so nennen wir den auch – wirkt auch stimulierend auf Tumorzellen. Und wenn er blockiert werden kann, bremst das eben auch den Tumor.« Sie hielt kurz inne – und ich schluckte, weil ich es schon geahnt hatte: »Bei Ihnen fehlt auch dieser Rezeptor – deshalb der Name ›triple-negativ‹.«

»Also Hormon- und Herceptintherapie bleiben mir demnach erspart – das habe ich meinem ›triple-negativen‹ Tumor zu verdanken«, fasste ich das Gehörte noch einmal zusammen. Meine Stimme klang dabei bitter, aber die Ärztin versuchte mich aufzumuntern und lobte wortreich die gute Wirksamkeit ihrer hochmodernen »Systemtherapie«. Warum nur, fragte ich mich in diesem Moment, sagen die Krebsärzte fast immer »Systemtherapie«, wenn sie »Chemotherapie« meinen. Klingt das irgendwie besser?

Wie dem auch sei – die Kernbotschaft war bei mir angekommen: »Es wird nur die Chemo geben.«

Aber noch mehr Fragen brannten mir auf der Seele. »Ok, dann komme ich eben nicht um die Chemo herum. Aber warum vorher? Können wir nicht besser jetzt möglichst rasch operieren und dann mit der Chemo beginnen?«, wollte ich das Heft des Handelns in die Hand nehmen. Der nächste Dämpfer von meiner Ärztin: »Erst Systemtherapie! Die Leitlinien empfehlen die Reihenfolge: Chemotherapie, Operation und dann erst die Strahlentherapie.«

»Und warum operiert man nicht gleich, warum muss ich erst eine Chemotherapie machen?«, fragte ich verwundert. »Weil der Tumor für uns wertvoll ist«, setzte die Ärztin an, ehe ich konterte: »Für Sie vielleicht, für mich bestimmt nicht!« Aber sie fuhr fort und klärte auf: »In dem Sinne ›wertvoll‹, weil – wenn der Tumor eben noch im Körper ist – er messbar anzeigt, wie gut die Chemotherapie bei ihm wirkt.«

»Die wirkt nicht immer gleich gut?«, sagte ich und dachte mir: »In der Welt der Medizin ist eben auf nichts Verlass.« Die Ärztin bejahte mit einem schiefen Lächeln und ergänzte: »Manchmal spricht eine kranke Zelle auf andere Wirkstoffe besser an. Wir kontrollieren während der Chemotherapie regelmäßig die Größe des Tumors mit Ultraschall – und können reagieren, sollte er nicht wie erwartet kleiner werden.«

Ich verstand: »Wenn alles an sichtbarem Tumor draußen ist, dann erkennen wir das Nichtansprechen der Chemo erst, wenn der unsichtbare Tumor weiterwächst und irgendwann sichtbar wird – und da kann es zu spät sein.«

So weit, so klar, die medizinische Logik hatte ich verstanden. Trotzdem hatte ich immer noch das Gefühl, dass diese Reihenfolge den Ärzten – oder gar der Pharmaindustrie? – zuliebe so festgelegt wurde.

**TIPP**

Wenn du beim Arzt nicht alles richtig verstehst wegen »Ärzte-Sprech«, hake nach! Als Patient*in ist es wichtig zu verstehen, was die Behandlung bewirken soll.

Schließlich erklärte ich ihr, was ich beruflich machte, und gestand ihr meine Angst vor einer sofort erkennbaren äußeren Veränderung, insbesondere meine Sorge vor dem Haarverlust. Da nickte sie zum ersten Mal verständnisvoll. Und drückte mir keine fünf Minuten später eine schlecht gemachte Broschüre über noch schlechter gemachte Perücken in die Hand. »Die sind wirklich gut!«, sagte sie. Ich warf nur einen kurzen Blick darauf und hatte den Impuls, ihr laut ins Gesicht zu brüllen: »Die sind gut? Die sehen fürchterlich aus!« Das war wieder einer der Momente, der mir den Boden unter den Füßen weggezogen hatte. Ich stand unter Schock. Wie ferngesteuert fuhr ich mit dem Fahrstuhl vom 6. Stock wieder nach unten und wankte aus dem Gebäude. Als ich in meinem Auto saß, hatte ich komplett vergessen, wie man es fährt. Ich war unfähig, mich zu bewegen, und wieder überkam mich dieses Gefühl der völligen Ohnmacht. Es vergingen bestimmt 15 Minuten, in denen ich nur regungslos dasitzen konnte. Dabei liefen meine Gedanken Amok. ICH HABE KREBS! BÖSARTIG! ICH MUSS EINE CHEMO MACHEN! UND OPERIERT WERDEN! Dann stieg ich schnell wieder aus, weil ich das Gefühl hatte, keine Luft mehr zu bekommen. Draußen atmete ich tief durch und sagte mir immer wieder: »Tanja, atme, sammle dich!« Als ich mich dann wieder ins Auto setzte, konnte ich zwar losfahren – aber in mir drin war nichts mehr wie zuvor.

Die folgenden drei Tage verbrachte ich in diesem Schockzustand. Gut, dass meine Kinder bei meinen Eltern waren, die ebenfalls in Berlin wohnen. Ich wäre nicht in der Lage gewesen, mich um sie zu kümmern. Noch hatte ich sie nicht eingeweiht, Mina und Nicolas waren auch sonst oft bei meinen Eltern – daher war das für sie auch erstmal nichts Ungewöhnliches. Ich lief wie ein Roboter in einem Paralleluniversum herum. Bei einem Dinner mit meiner Freundin Kerstin schoss ich mich ab, trank zu viel Wein und wollte einfach nur vergessen. Sie nahm mich fest in den Arm und flüsterte mir zu: »Wir kriegen das schon auf die Reihe! Ich habe da eine Idee.« Am nächsten Tag fuhr ich zu ihr nach Steglitz und hatte die erste Meditations-Reiki-Sitzung in meinem Leben. Man muss dazu sagen: Kerstin ist eine anerkannte Yoga- und Meditationstrainerin, bildet andere zu Yogalehrern aus, hat eine Zeitlang Yoga und Meditation in Indien praktiziert und schon Bestseller-Bücher zum Thema geschrieben. Sie war also eine echte Meisterin ihres Fachs – und ich in besten Händen.

Kerstin und ich setzten uns einander gegenüber im Yogi-Sitz auf den Boden im Wohnzimmer ihrer Wohnung. Dann erklärte sie mir die Chakrenlehre, sich kreuzende Energiebahnen, die alle für unterschiedliche Lebensthemen stehen. Mir sollte ihre Chakrenarbeit dabei helfen, dass ich meine Energien in die richtigen Bahnen lenken konnte, dass weitere Blockaden erst gar nicht entstehen und vorhandene gelöst werden konnten. Was sie im Gespräch ziemlich schnell bei mir spürte, war, dass ich meine Emotionen stark zurückhielt, weil ich meinen Kindern und meinen Liebsten keine Angst machen wollte. Dass ich dadurch aber auch bestimmte Energieströme blockierte. Dann machten wir eine Atemübung, die mir zunächst schwerfiel, weil ich es bis dahin nicht gewohnt war, mich so auf meine Atmung zu konzentrieren, und mir tausend Dinge durch den Kopf schwirrten. Dann gingen wir mental ins Stirnchakra, das dritte Auge, der Punkt etwas oberhalb zwischen den Augenbrauen. Die sieben Hauptchakren werden sieben Bereichen entlang der Wirbelsäule zugeordnet und dort auch mit den jeweiligen Organen und den Hormonen, die diese produzieren, in Verbindung gebracht. Mit jedem Chakra assoziiert man auch eine Art Affirmation und eine Farbe. In diesem Fall war das Thema »I see«, und die Farbe ein kräftiges Lila. Während ich Kerstins beruhigender Stimme lauschte, sie mich in der einstündigen Meditation gedanklich langsam zu meinem dritten Auge führte und ich innerlich immer wieder »I see« vor mir hersagte, poppte vor meinem geistigen Auge ein Bild auf: Vor mir sah ich fröhliche Menschen, wie sie sich mit lila Farbe bewerfen, wie beim indischen Holy-Festival, dem Fest der Farben. Obwohl ich das live nie erlebt habe, war dieses Bild allein schon eine sehr krasse Wahrnehmung. Kerstin legte ihre Hand sanft auf meinen Körper und schickte mir zusätzlich Energie. Schließlich entspannte ich mich ganz, all der Druck fiel von mir ab und ich konnte zum ersten Mal seit der Diagnose loslassen. In dem Moment brachen alle Dämme. Ich weinte. Ich schluchzte regelrecht. Mein Körper bebte. Kerstin nahm mich tröstend in ihre Arme und hielt mich, bis ich langsam wieder ruhiger wurde. »Das ist normal, Süße«, flüsterte sie mir zu. »Das gehört dazu, gerade, wenn man es noch nicht gewohnt ist.« Sie bat mich, künftig bewusst an meine Atmung zu denken. Also möglichst oft tief in den Bauch einatmen und durch die Nase ausatmen. Ganz konzentriert. Das würde mehr Sauerstoff in den Körper pumpen und mich ruhiger werden lassen.

Als ich nach Hause kam, fühlte ich mich leichter, befreiter. Kerstin hatte meinen Kampfgeist geweckt, und ich hatte jetzt ein Ziel vor Augen: Schluss mit Lethargie! Ich werde kämpfen und mir meinen Weg auch ein Stück weit selbstbestimmt aussuchen. Durch diese Sitzung wurde mir vor allem klar, dass ich zwar die Diagnose nicht rückgängig machen, dass ich mich aber durchaus bestmöglich wappnen konnte für all das, was da noch kommen mochte …

# Hair-lich anders. Wie man die Haare trotz Chemo behält

Die neue Selbstverantwortung fing schon mit der Wahl des Krankenhauses beziehungsweise der Praxis für die Chemotherapie an. Glaubt mir, es lohnt sich, sich den Ort für die Chemotherapie vorher genau anzuschauen und auch kritisch zu hinterfragen. Weil: Du verbringst hier viel Zeit, und es ist wichtig, dass du die Praxis findest, die deinen individuellen Bedürfnissen am besten entspricht. Ich checkte verschiedene Orte und entschied mich dann für eine ambulante onkologische Praxis ganz in der Nähe meiner Wohnung. Das kam mir einerseits sehr praktisch vor, weil kurze Wege sicher einiges erleichtern würden. Andererseits war die Atmosphäre dort auch etwas heimeliger – ganz im Gegensatz zu den großen, sterilen Sälen in den meisten Krankenhäusern. UND, ganz wesentlich: Es gab hier Kühlkappen! Das muss ich kurz erklären: Als ich mir die Praxis angesehen habe, führte mich sogar der Arzt höchstpersönlich einmal durch alle Räumlichkeiten. In einem Zimmer saßen Frauen bei der Chemobehandlung – und ich erschrak im ersten Moment, weil es ein ungewohnter Anblick für mich war: Sie alle hatten keine Haare mehr, einige wirkten ziemlich abwesend, andere schienen fast zu schlafen. Dann führte mich der Arzt in den nächsten Raum, zwei Frauen mit grauer Kappe auf dem Kopf saßen dort, ebenfalls bei der Chemobehandlung. Der Arzt meinte: »Erzählen Sie doch mal, Frau Müller*:

---

* Name geändert

26

Wie funktioniert das mit unseren Kühlkappen?« Die Frau hatte einen brünetten Longbob – das war mir natürlich als Erstes aufgefallen – und war etwa Mitte vierzig. Mit ruhiger, freundlicher Stimme erzählte sie mir, sie hätte nur noch zwei Sitzungen vor sich, und bei ihr hätte das so super funktioniert mit den Kühlkappen, dass sie fast alle Haare behalten hat. Die andere mit hübschem rötlichem Haar bestätigte, dass die Sache für sie prima gewesen sei. Die Haare seien zwar ausgedünnt, aber die meisten eben immer noch da. Ich war zum ersten Mal in dem Prozess positiv geflasht. Nicht nur, dass beide noch ihre Haare hatten: Sie wirkten auch total optimistisch. Mein Entschluss stand fest: Das wollte ich unbedingt auch! Wie du jetzt schon bemerkt haben dürftest, hinterfrage ich ganz gern erst einmal alles. Diese schreckliche Perückenbroschüre liegt noch heute unangetastet in meiner Schreibtischschublade – und zwar ganz weit unten.

An dieser Stelle sei gesagt, dass es natürlich auch wirklich richtig gute Perücken gibt. Solche, die man gar nicht als Kunsthaar erkennt. Von der Krankenkasse gibt es dafür übrigens einen Zuschuss. Nur die Broschüre hatte mich echt abgeschreckt, denn sie war einfach schlecht gemacht. Aber die Aussicht darauf, dass meine Haare womöglich dank Kühlkappe gar nicht ausfallen würden, stimmte mich sehr hoffnungsfroh. Der nette Arzt erklärte mir noch, dass die Kühlkappe tatsächlich nicht bei allen Patientinnen funktioniert, er aber sehr gute Erfahrung damit gemacht habe. Etwa 70 bis 80 Prozent aller Patientinnen haben den Haarverlust damit abgewendet. Welches Prozedere dahintersteckt? Das erklärte er mir so: «Das Absenken der Kopfhauttemperatur verengt die Blutgefäße und reduziert so die Durchblutung der Haarfollikel. Somit gelangt weniger des Chemotherapeutikums an die Zellen.« Ich sah ihn mit großen Augen an.»Die Termine für die Kühlkappen sind fast ausgebucht, aber wir kriegen das schon hin. Pro Sitzung kostet es 50 Euro extra, die Kassen übernehmen in der Regel nichts«, meinte er. Gut, das war es mir wert.

Kaum zuhause angekommen, recherchierte ich wieder. Das Verfahren der »Coolcap« gibt es schon viele Jahre, aber hierzulande ist es leider wenig verbreitet. In England zum Beispiel wird es fast jeder Brustkrebspatientin angeboten.

So viel vorab: Für mich sollte es funktionieren, auch wenn das Prozedere als solches, die Kälte auf dem Kopf unangenehm war. Manche haben echte Probleme damit und werfen das Handtuch. Ich habe durchgehalten bis zum Schluss und würde es jederzeit wieder so machen. Meine Haare zu behalten und nach außen damit nicht »sichtbar krank und verletzlich« zu wirken, bedeutete mir ungemein viel. Es war für mich weniger eine Frage der Eitelkeit als der Würde.

INTERVIEW

**DR. MED. WOLFRAM MALTER**
CIO der Uniklinik Köln, Leiter des Brustzentrums, Schwerpunkt Gynäkologische Onkologie

**T. B.: »Herr Dr. Malter, was genau bewirken die Kühlkappen?«**
WOLFRAM MALTER: »Die Kühlkappe sorgt dafür, dass die Durchblutung in der Kopfhaut verringert wird und somit weniger von der chemotherapeutischen Substanz zu den Haarfollikeln vordringt. Weniger Medikament am Haaransatz soll weniger Haarausfall durch Verlangsamung des Stoffwechsels bewirken.«
**T. B.: »Für wen sind sie geeignet?«**
WOLFRAM MALTER: »Die Kühlkappe kann grundsätz-

lich bei allen Patientinnen mit einer Chemotherapie angewandt werden. Allerdings ist die Wirkung unterschiedlich gut bei den verschiedenen Medikamenten. Hierzu sollte eine Beratung durch die behandelnden Kolleginnen und Kollegen erfolgen. Des Weiteren brauchen die Frauen auch eine gewisse Motivation für die Kühlkappe, um sie bei jeder Chemotherapie anzuwenden. Denn wie der Name sagt, ist die Kühlkappe kalt. Das Kühlmittel hat ca. 4 Grad und kühlt die Kopfhaut auf bis zu 15 Grad herunter. Insbesondere die ersten 20 Minuten können unangenehm sein. Schmerzmittel können hier hilfreich sein.«

**T. B.: »Wie läuft das Verfahren genau ab?«**

WOLFRAM MALTER: »Zunächst gibt es die Kappe in unterschiedlichen Größen. Es erfolgt also eine individuelle Anpassung. Darüber hinaus müssen die Haare präpariert werden. Diese sollen leicht befeuchtet und mit einer Haarspülung eingerieben werden. Dies dient dazu, dass die Kappe, die ja aus Silikon ist, sich später leichter lösen lässt. Nach dem individuellen Anpassen wird die Kappe ca. 30 Minuten vor der eigentlichen Chemotherapie aufgesetzt. So wird die Kopfhaut bereits runtergekühlt. Die Kühlung läuft während der Infusion weiter. Häufig wird sie auch im Nachgang noch circa eine halbe bis eine Stunde aufgelassen. Die Prozedur wird bei jeder Anwendung wiederholt.«

**T. B.: »Wie geht es den Patientinnen während der Sitzung?«**

WOLFRAM MALTER: »Das Kältegefühl ist von Mensch zu Mensch sehr unterschiedlich, so dass die Anwendung der Kühlkappe individuell wahrgenommen wird. Insgesamt kann man sagen, dass die Patientinnen vor allem frieren. Hier können Decken Abhilfe schaffen. Warme Getränke können ebenfalls das Wohlbefinden steigern.

Sprechen Sie selbst mit Patientinnen vor Ort. Meist haben die die besten Ratschläge.«

T. B.: »Bleiben wirklich 100 Prozent der Haare erhalten, oder womit muss ich als Patientin rechnen?«

WOLFRAM MALTER: »In Abhängigkeit der verwendeten Medikamente können bis zu 70 Prozent des schweren Haarausfalls vermieden werden. Ganz wird man das Volumen nicht erhalten können. Dennoch ist das Verfahren eine gute Option für Patientinnen, die den Haarausfall vermeiden möchten.«

T. B.: »Wo finde ich den nächsten Arzt, der die Kühlkappentherapie anbietet?«

WOLFRAM MALTER: »Meistens haben die Hersteller auf ihrer Homepage eine Karte, auf der man die Standorte der Zentren findet, in denen die Kühlkörper eingesetzt werden. In aller Regel finden Sie dort auch einen Hinweis über die Anwendung der Kühlkappen. Oft können auch Selbsthilfegruppen weiterhelfen, die aus ihrem Erfahrungsschatz Therapieplätze benennen können.«

T. B.: »Wie teuer sind die Sitzungen mit Kühlkappen, die ja von der Krankenkasse nicht übernommen werden?«

WOLFRAM MALTER: »In der Regel betragen die Kosten zwischen 50 und 150 Euro pro Anwendung. Einige Krankenkassen übernehmen die Kosten, dies ist jedoch durch die Versicherungsnehmer*innen individuell zu klären.«

T. B.: »Warum fallen in der Regel Haare, Wimpern und Augenbrauen während einer Chemotherapie überhaupt aus?«

WOLFRAM MALTER: »Die Ursachen für das Ausfallen der Gesichtsbehaarung sind die gleichen wie für die Kopfhaare. Die Chemotherapie schädigt die Haarfollikel und nimmt damit der Wurzel gewissermaßen den Halt. Dadurch kommt es zum Ausfall.«

**T. B.: »Welche Maßnahmen kann ich ergreifen, um auch Augenbrauen und Wimpern zu erhalten?«**

WOLFRAM MALTER: » Es gibt Augentropfen, die helfen können. Bimatoprost ist ein Arzneistoff aus einer Untergruppe der Prostaglandine. Es wird zur Behandlung eines erhöhten Augeninnendrucks eingesetzt. Als Nebenwirkung ist vermehrtes Wimpernwachstum beobachtet worden. Insofern kann dies als individueller Versuch genutzt werden. Ich empfehle jedoch, da dieses Medikament auch Nebenwirkungen hat, eine Abstimmung mit den behandelnden Kolleginnen und Kollegen und gegebenenfalls eine Vorstellung bei einem Augenarzt oder bei einer Augenärztin.«

# Die To-do-Liste

Der erste Schock war verdaut. Es folgte für mich eine Phase des puren Aktionismus. Nicht weil ich wollte, sondern weil ich musste. Ein Termin jagte den nächsten. Terminstress kannte ich bis jetzt als Workaholic Schrägstrich alleinerziehende Zweifach-Mum zur Genüge. Aber hier nun hatte ich eine dritte Baustelle, die bedient werden musste. Da ich nach wie vor niemandem etwas von meiner Krankheit erzählt hatte, entwickelte ich ein ziemliches Geschick, um die ganzen Arzttermine möglichst unbemerkt in meinem Terminplan unterzubringen. Ab sofort klinkte ich mich manchmal früher bei Videokonferenzen im Job aus oder ich cancelte unter einem Vorwand meine privaten Verabredungen.

So folgte auf meine Diagnose ein unfassbar kräftezehrender Ärzte-Marathon. Mit Hilfe meines Hausarztes und Freunden mit hilfreichen Kontakten begann ich, meine persönliche Checkliste abzuhaken. Ich fühlte mich, wie eine Telefonistin im Callcenter sich wohl nach einem anstrengenden Tag fühlen muss, so viele Anrufe hatte ich ab sofort nahezu täglich zu bewältigen.

Einer der wichtigsten ersten »Check-ups« war, festzustellen, ob sich im Körper und gerade in den Knochen schon Metastasen gebildet hatten. Dafür musste ich ein sogenanntes Knochenszintigramm in einer nuklearmedizinischen Spezialklinik in Steglitz machen lassen. Bei strahlendem Sonnenschein und klirrender Kälte fuhr ich morgens um zehn

Uhr also dorthin, nachdem ich schon die Hafermilch, welche eigentlich in meinen Kaffee sollte, versehentlich in Minas Müsli gekippt hatte. »Mama, was machst du denn? Die Milch will ich nicht!«, rief mein Kind. »Entschuldige bitte, Schatz!« In meinem Kopf herrschte ein heilloses Durcheinander. Was, wenn es noch schlimmer kommen würde, als es sowieso schon war?

Auch auf der Autofahrt schweiften meine Gedanken immer wieder zu irgendwelchen Horrorszenarien ab. Ich hörte meinem Navi gar nicht mehr zu. Mist, auch noch verfahren! Als ich dann endlich bei der Klinik ankam, merkte ich erst beim Einparken, dass ich nicht wie sonst das Radio eingeschaltet hatte. Ich sammelte mich, setzte meinen Mund-Nasen-Schutz auf und betrat eine Art Lobby. Ich schob den Überweisungsschein über den Tresen. Hinter der Plexiglasscheibe lächelte mich ein junger Mann etwas mitleidig an und erklärte mir: »Sie werden gleich abgeholt, nehmen Sie bitte noch einen Moment dort Platz.« Keine zehn Minuten später – endlich mal nicht so lange warten – betrat ich ein düsteres kleines Behandlungszimmer. Hinter dem Schreibtisch saß eine Ärztin, die mir als Erstes eine Injektion mit einer radioaktiven Substanz in die Armvene spritzte. Diese legt sich auf die Knochen und zeigt wie ein Kontrastmittel Stellen im Skelett an, die »verdächtig« nach Entzündungsherden aussehen. Dann schickte man mich wieder weg. »Kommen Sie in zwei Stunden wieder, Frau Bülter! Trinken Sie viel. Das hilft, die Strahlenbelastung zu verringern. Außerdem kann man dadurch auf den Aufnahmen mehr erkennen.« Aha. Wie auf Autopilot lief ich über einen Wochenmarkt direkt um die Ecke, probierte Auberginenpaste sowie Käse aus Frankreich und ließ mich an einem Hanf-Stand über CBD-Öl für besseren Schlaf beraten. Als die zwei Stunden endlich um waren, ging ich zurück in die Praxis und legte mich nervös auf die Liege. Ein Gerät fuhr über mich, scannte jede Stelle meines Körpers. Was, wenn jetzt plötzlich noch weitere schlechte Zellen auftauchen? In meinem Kopf ratterte es! Und ehrlicherweise machte die Assistentin es nicht besser. Nach einer halben Stunde kam sie zur Tür herein und murmelte irgendetwas, das ich nicht verstand. Ich hakte nach: »Bitte, was haben Sie gesagt?« »Na, ist alles ok!«, antwortete sie lapidar. Ich war verwirrt. »Was genau ist okay? Das Bild als solches?«, fragte ich nach. »Ne, keine Metastasen zu sehen«, gab sie mir als Antwort und entschwand ohne ein weiteres Wort. Ich lag noch eine Weile allein in dem Raum, einerseits mega erleichtert, weil sich das ja erst mal gut anhörte, andererseits aber sehr genervt von der fehlenden Empathie dieser Assistentin. Sie sprach ja nicht mit einem Stein! Schließlich konnte ich mich anziehen und nach Hause gehen. Mit einer guten Nachricht im Gepäck – immerhin! Die ausführlichen Unterlagen würden mir eine Woche später zugeschickt. So langsam bekam ich einen Vorgeschmack auf das, was sich bald »mein neuer Alltag« nennen sollte.

Der nächste Termin ließ nicht lange auf sich warten: Um wirklich absolut sicherzugehen, bekam ich eine Computertomographie, auch mit Kontrastmitteln, in einer radiologischen Einrichtung in Berlin-Mitte. Hier wird getestet, ob der Tumor gestreut hat. Wieder in einer Röhre. »Was machen nur Menschen mit Klaustrophobie?«, fragte ich mich, als ich mir vorstellte, wie ich gleich eingezwängt in dem engen Schlauch liegen würde und mich nicht bewegen durfte. Zu allem Überfluss streikten meine Venen an diesem Tag. Leider habe ich sehr dünne Venen, die manchmal regelrecht wegrollen. Daher ist es bei mir nicht so leicht, sofort eine zu finden. Autsch! Nach dem vierten Anlauf klappte es endlich. Der Zugang war gelegt, ich wartete wieder. Ständig wartete ich neuerdings irgendwo – im Wartezimmer, im Vorzimmer, im

Sprechzimmer, am Telefon. Für jemanden wie mich, der generell sehr ungeduldig ist, ein furchtbarer Zustand. Schließlich wurde ich aufgerufen. Ich wurde wieder etwas nervös, kriegte meine Angst aber durch Kerstins Tipps zur Atmung gut in den Griff. In erster Linie hat sie mir gezeigt, wie ich atmen muss, um ruhiger zu werden. Die sogenannte Ujjayi-Atmung, auch siegreiche Atmung genannt, soll den Kopf frei machen und den Geist entspannen. Dabei atmet man ausschließlich durch die Nase und verengt den Luftkanal in der Kehle, wodurch eine Art zischendes Geräusch entsteht. Das funktioniert wirklich! Mein Mantra für die kommenden Wochen war seitdem: Atmen und machen!

Noch ein tiefer Atemzug, und ich wurde tatsächlich ruhiger. Nur mein Herz klopfte etwas schneller. Oberkörperfrei ging es in die Röhre. Eine halbe Stunde Getöse und schlechte Popmusik über die Kopfhörer. Dann wieder raus. Ich hatte einen metallischen Geschmack in meinem Mund. »Das Ergebnis erhalten Sie in ein paar Tagen«, erklärte man mir kurz angebunden. Na toll!, dachte ich. Als wäre ich nicht schon genug gebeutelt. Wieder warten. Schließlich folgte aber auch hier eine gute Nachricht: Der Tumor hatte nicht gestreut! Yeah! Aber: Es gab eine kleine Ungereimtheit an der Lunge. »Wer suchet, der findet«, bekam auf einmal eine ganz andere Bedeutung. Ich musste also noch einen Pulmologen, einen Lungenspezialisten, aufsuchen. Ja, du ahnst es schon: Auch hier bekam ich nur mit Hilfe meines Hausarztes einen Termin. Letztlich war es aber nichts Gravierendes.

TIPP

Untersuchungen sind nicht immer angenehm, und oft hatte ich Angst davor. In solchen Momenten habe ich versucht, tief zu atmen oder die Ujjayi-Atmung durch die Nase zu machen. Das beruhigt, versorgt uns mit Sauerstoff und ist eine tolle Sofortmaßnahme.

Zu allem Überfluss war noch meine halbjährliche Zahnprophylaxe fällig. Sollte man das vor einer Krebsbehandlung machen oder lieber nicht? Eindeutig: JA, unbedingt vorher! Zumindest laut meiner Zahnärztin. Während sie meine Zähne reinigte, erklärte sie mir, dass auch die Zahngesundheit wichtig sei. Surprise! Als wäre nicht jede Gesundheit jedes einzelnen Körperteils superwichtig, gerade in meiner Situation. Aber: Unter einer Chemotherapie leidet das Immunsystem, und daher ist man anfälliger für alle Arten von Krankheiten, darunter fallen beispielsweise auch Entzündungen im Mund- und Zahnbereich.

Die Prophylaxe hatte ich in meine Mittagspause gelegt. Nach der Arbeit hastete ich zum nächsten Termin. An der Stelle erkläre ich dir vielleicht mal kurz, was ich eigentlich mache: Ich habe zwei berufliche Standbeine. Zum einen bin ich Mediencoach; ich bereite Menschen auf gelungene Auftritte vor der Kamera oder auf Bühnen vor und schule sie im Umgang mit der Presse – sei es als Unternehmen oder als Privatperson. Hauptsächlich arbeite ich aber als Moderatorin in einer großen TV-Mediagruppe. Dort moderiere und produziere ich unter anderem ein wöchentliches Lifestyle-Format, das auch weiterhin meine Aufmerksamkeit benötigte.

Nun ging es also vom Sender direkt in eine Praxis im Grunewald, zum Vorgespräch für den Port, also einen dauerhaften äußeren Zugang zum Blutkreislauf, um sich das ewige Gepiekse zu sparen. Ich raste quer durch die Stadt, mal wieder Rushhour. Ich war spät dran, meine Nerven auf Anschlag. Leider ging auch dieses Vorgespräch nur persönlich vor Ort. Ich hätte mir einige Termine als Videogespräch gewünscht, allein aus Zeitgründen. Aber immerhin hat sich die 45-minütige Autofahrt in dem Fall gelohnt. Hier erwartete mich die erste richtig lieb lächelnde Ärztin mit sanften braunen Augen und begrüßte mich mit den Worten: »Wie geht es Ihnen?« Zeit für solch nette Fragen blieb nämlich quasi nahezu nie. Leider. Etwas mehr Empathie und Sensibilität würden diesen Ärzte- und Untersuchungsmarathon sicher leichter machen. Die Ärztin erklärte mir anhand einer Plastik, welche Vorteile so ein Portkatheter hatte. Dabei handelt es sich um einen künstlichen Venenzugang, der unter die Haut gepflanzt wird – unter Vollnarkose. Alternativ kann man sich die Chemotherapie auch über einen normalen Zugang injizieren lassen. Jedoch ist die darin enthaltene Chemie sehr ätzend. Ein Port schützt also auch die Haut ein wenig. Da ich sowieso schlechte Venen habe, war für mich klar, dass ich mich dafür unters Messer legen würde.

Noch in der gleichen Woche suchte ich meinen Hausarzt auf, den ich bislang nur telefonisch über meine Brustkrebsdiagnose in Kenntnis gesetzt hatte. Er war mir wirklich eine Stütze, wenn es darum ging, all diese Termine zu bekommen. Seine Begrüßung fiel sehr herzlich aus, und er machte mir gleich Mut: »Meine Frau, meine Mutter und meine Cousine hatten alle Brustkrebs. Und ihnen allen geht es jetzt wieder super! Sie schaffen das auch, Frau Bülter.« Ich merkte, dass ich nach solchen Erfolgsgeschichten regelrecht lechzte. Für die mentale Balance ist es einfach superwichtig, nicht nur Horrorszenarien geschildert zu bekommen.

Und deshalb tat ich etwas, das ich selber für mich nie für möglich gehalten hätte: Ich telefonierte in dieser Vorphase auch mit wildfremden Frauen, die diese Krankheit schon erfolgreich besiegt hatten. Denn die wenigen Freunde, die eingeweiht waren, kannten wiederum aus ihrem Bekanntenkreis einige Betroffene. Erst hatte ich ehrlicherweise Hemmungen, Menschen anzurufen, die ich noch nie zuvor gesehen hatte. Aber die Überwindung hat sich echt gelohnt. Ich sprach mit einer Juristin aus Hamburg, einer Autorin aus München und einer Floristin aus Dinslaken. Allesamt tolle Frauen in unterschiedlichem Alter, mit unterschiedlichen Lebenskonstellationen, die aber EINS gemeinsam hatten: Sie hatten ihrer »Mistbeule« den Kampf angesagt und gewonnen. Durch diese Telefonate bekam ich nicht nur eine Menge Hoffnung und Motivation, sondern auch wertvolle Tipps! Dabei löcherte ich sie: Wie hast du dich ernährt? Wie haben es deine Kinder aufgenommen? Hast du weiter gearbeitet? Hast du eine Therapie gemacht? Und so weiter. Ihre Antworten saugte ich nur so in mich auf. Wir blieben nach den Telefonaten noch lange über WhatsApp in Kontakt, und immer, wenn ich während der Behandlung eine Frage hatte oder es mal wieder zu schnell ging beim Arzt, kontaktierte ich eine der Frauen. Später trat ich noch einem Gruppen-Chat für Betroffene bei. Das war mir aber auf Dauer »zu viel«. Denn das ständige Aufploppen von Nachrichten und Fragen rund um den Brustkrebs machte mich ganz kirre. Ich war glücklich, dass ich tolle Ansprechpartnerinnen gefunden hatte, die mich in dem Moment besser verstanden als jeder andere Mensch um mich herum. Erstaunlich, welche Nähe so eine Krankheit doch zwischen einander eigentlich wildfremden Menschen schaffen kann.

Als Nächstes stand ich bei einem Kardiologen auf der Matte. So eine Chemo kann nämlich auch auf diverse Organe schlagen, wie etwa aufs Herz. Daher ist ein Check vor, während und nach der Chemo erforderlich. Während meine Herztöne auf dem Ultraschallgerät gleichmäßig ausschlugen, erinnerte ich mich an meine Schwangerschaften – und wurde ganz wehmütig und sentimental. Da war meine Welt noch in Ordnung gewesen. Damals sah ich diese krisseligen Schwarz-

Weiß-Bilder und fühlte pure Vorfreude. Und wie überglücklich und erleichtert ich jedes Mal war, wenn man die regelmäßigen Herztöne der Babys hören konnte. Überhaupt war ich in dieser ganzen Zeit meiner Brustkrebsdiagnose und vor dem Behandlungsstart extrem gefühlsduselig, wenn es um meine Kinder ging. Sie waren und sind das Allerwichtigste in meinem Leben. Für sie will ich bis ins hohe Alter da sein! Abends wälzte ich Fotoalben, sortierte mein Handy-Familienalbum und drückte die Kinder bei jeder Gelegenheit.

Dazwischen kam ausnahmsweise mal ein Ergebnis telefonisch. Das Thema hatte ich schon gar nicht mehr auf dem Schirm! Ich hatte über einen Monat vorher in einer Berliner Klinik Blut abgegeben und einen Fragebogen ausgefüllt, um mit Hilfe eines Genetiktests zu bestimmen, ob der Brustkrebs erblich bedingt sein könnte. »Frau Bülter, Ihr Test hat nichts ergeben, Sie sind genetisch nicht vorbelastet«, erklärte mir der freundliche Arzt am anderen Ende der Strippe. Halleluja! Eine gute Nachricht also auch für meine Kinder – die zu dem Zeitpunkt allerdings noch nichts wussten.

Noch drei Wochen bis zur ersten Chemo, und ich hatte das Gefühl, es war ein Wettlauf gegen die Zeit. Ich musste noch so viele Dinge erledigen, weil ich einfach nicht wusste, wie es mir nach der Behandlung gehen würde. Um Mina eine Freude zu machen, organisierte ich für sie und ihre Freundinnen eine Mini-Halloween-Party. Dafür reiste meine Freundin Martina, eine der wenigen, die schon eingeweiht war, extra aus Hamburg an und half mir. Wir backten Mini-Muffins, schmückten die Wohnung, schminkten die Mädchen und schwelgten in alten Zeiten. Es tat so gut, für ein paar Stunden mal eine unbeschwerte Zeit zu genießen. Mina und ihre Freundinnen tanzten durch die Wohnung und steckten uns mit ihrem kindlichen Übermut an. Martina und ich bekamen einen Lachflash nach dem anderen. Meine Krankheit schien plötzlich weit, weit weg. Dass Martina an dem Wochenende zu uns kam, lenkte mich prima ab und zeigte mir, wie wichtig es ist, in so einer Lebenssituation die richtigen Menschen um sich zu haben. Überhaupt wurden meine Freunde gerade wichtiger und wichtiger. #Sozialhygiene. Dazu komme ich später noch ausführlicher.

Neben all den Arztterminen versuchte ich, alles rund um die Krankheit, sämtliche Hürden, aber auch sämtliche Hilfestellungen noch konkreter zu recherchieren. Durch meine Arbeit als TV-Journalistin kannte ich zum Beispiel die Organisationen »DKMS« oder »Pink Ribbon«. Die »DKMS LIFE« bietet etwa kostenlose Schminkseminare für Krebspatientinnen an. Man ahnt nicht, wie gut man Symptome von Erschöpfung und Kraftlosigkeit kaschieren kann. »Pink Ribbon« steht heute mit der rosa Schleife als Symbol für einen bewussteren Umgang mit Brustkrebs. Sie hatten zum Beispiel die mehrsprachige App »breastcare« ins Leben gerufen, die bei der Brustkrebsfrüherkennung hilft. Mit beiden Organisationen stand ich in Kontakt, um möglichst viel über die Krankheit herauszufinden. Auch hier bekam ich wertvolle Tipps.

TIPP

Schaut gern mal auf den Webseiten vorbei: (https://www.dkms-life.de/ und https://www.pinkribbon-deutschland.de/). Mir hat das viel gebracht.

# Fragen und hinterfragen

Im Grunde fühlte ich mich bei all den Ärzten gut beraten. Trotzdem wollte ich, ganz die skeptische Journalistin, immer noch weitere Meinungen hören, ob der vorgeschlagene Behandlungsweg wirklich der richtige für mich sei. Dafür rief ich fremde Ärzte an, oft Kontakte von Kontakten, über drei Ecken, und hörte mir so viele verschiedene Meinungen an. Natürlich erst, nachdem diese meinen Biopsiebericht vorliegen hatten, um sich wirklich ein Urteil über mich und meine Krankheit bilden zu können. Ausnahmsweise waren alle fachärztlichen Meinungen, insgesamt fünf, einhellig: Ich benötigte zunächst wirklich diese Chemotherapie. Das war bitter für mich, aber ich war dennoch froh, dass ich von allen das Gleiche zu hören bekam.

Trotzdem empfahl mir eine Freundin noch einen super dooper Spezialisten in Bayern, eine echte Koryphäe auf dem Gebiet des Brustkrebs. Okay, den höre ich mir noch an, dachte ich, das ist aber dann der letzte! Eigentlich nahm er nur Privatpatient*innen, ich musste also kräftig zuzahlen. Egal!
Ich fuhr acht Stunden mit meinem Auto in den Süden, nur um mich dort erneut untersuchen zu lassen. War es das wert?, fragte ich mich dauernd. Aber ja, ich bereute es nicht. Der Arzt nahm sich richtig lange Zeit: eine Stunde, nur für mich. Das hatte ich so noch nicht erlebt. Sehr penibel tastete er über meine Haut, auf der Suche nach möglichen weiteren

Knoten. Tatsächlich fand er einen im mittleren Halsbereich. Was für ein Schock! Den hatte vorher noch keiner entdeckt, auch nicht das Gerät. »Das muss nichts Bösartiges sein«, meinte er gleich. Aber wir wollten ja auf Nummer sicher gehen. Den sollte man im Auge behalten, was ich in der Folge auch tat – Gott sei dank erwies sich dieser bei der nächsten gründlichen Ultraschalluntersuchung als nicht gefährlich.

Nach der Untersuchung klärte mich der erfahrene Arzt noch darüber auf, was begleitend zur Chemo zu tun und zu lassen sei, was ich übrigens alles beherzigte. Denn damit fuhr ich sehr gut.

**TIPP**

- Alles Negative weglassen (auch Freunde oder Bekannte, die einem nicht guttun, #Energiefresser)!
- Nur Sachen machen, die Spaß machen!
- Sport ist wichtig, dabei nicht auspowern, aber regelmäßig bewegen!
- Vitaminpräparate können hilfreich sein, sollten aber nicht drei Tage vor oder nach der Chemo eingenommen werden. Das könnte die Wirkung der Chemo negativ beeinträchtigen!
- Und dann noch mein Lieblingsratschlag: Ein Glas Rotwein ab und zu ist okay!
- Und das Wichtigste überhaupt: Holen Sie sich auf jeden Fall immer eine zweite Meinung ein, bevor Sie einer Behandlung zustimmen!

An dieser Stelle möchte ich ein Beispiel der Familie Schmidt aus dem Erzgebirge anführen. Als im Februar meine Erkrankung bekannt wurde, schrieb mir Herr Schmidt bereits eine rührende Mail, dass mein Fall seiner Frau Hoffnung machte«, weil ich eben versuchte, bei all dem Mist optimistisch zu bleiben. Sie stünde kurz vor der ersten Chemo. Ein paar Wochen später bekam ich diese Zeilen:

«Ich schrieb Ihnen, dass meine Frau am 17.03. mit ihrer Chemo beginnt, doch es sollte anders kommen … durch Sie. Denn wir fanden keine 30 km von uns entfernt einen Arzt ›mit Kühlhaube‹. Doch statt damit direkt Geld zu verdienen, schlug er meiner Frau einen EndoPredict®-Test vor, welchen die Krankenkasse sogar bezahlt. Gesagt, getan. Am 18.03., also einen Tag nach ihrer eigentlich ersten Chemo, kam das Ergebnis: »2 % Nutzen einer Chemo innerhalb von 10 Jahren«, das bedeutet: KEINE CHEMO! Meine Frau war und ist überglücklich. Jetzt ist sie vermessen, beschriftet und beklebt, denn nächste Woche beginnt die Bestrahlung. 23 x, d. h. sie ist Mitte Mai statt Mitte Juli mit allem erstmal durch. Keinen Haarausfall, keine Perücke, keine schlechten Tage … und der Grund dafür sind Sie! Also nochmals 1000 Dank und alles Gute für Sie!« Die beiden luden mich zu sich ins Erzgebirge ein. Vielleicht werde ich sie irgendwann einmal kennenlernen.

Das ist nur eine von vielen beispielhaften Geschichten, die mich erreichten und die zeigen, dass es sich oftmals lohnt, immer mehrere Arztmeinungen einzuholen und nicht die erste vorgeschlagene Behandlungsmethode zu akzeptieren. Das kann im Zweifel so viele Schmerzen ersparen. Und wenn alle das Gleiche sagen, dann gibt es einem Gewissheit – und das ist ebenfalls sehr wertvoll.

Wenn ich nicht von Termin zu Termin rannte, lief ich im Park. Das Joggen, zwei- bis dreimal die Woche, machte mir den Kopf frei. Es waren sechs bis acht Kilometer, die ich zurücklegte, die mich befreiten. Wann immer ich Zeit fand, schnürte ich meine blauen Joggingschuhe und lief von meiner Wohnungstür aus los. Ich joggte zu einem nahe gelegenen See, drehte dort meine Runden und wieder zurück. Ich liebte diese Auszeiten, in denen ich allein war. Der Blick auf das Wasser beruhigte meinen Geist. Die Bäume waren kaum noch grün, es war tiefster Herbst, das Laub lag überall.

Auch in mir war ich weit entfernt vom fröhlichen, warmen Sommer. Meine Angst kam immer wieder durch: Werde ich jemals wieder so fit sein? Wortfetzen von Arztgesprächen rauschten durch meinen Kopf:

»Sie werden während der Chemo in die Menopause gehen!«

»Auspowern dürfen Sie sich nicht!«

»Wollen Sie wirklich 100 Prozent weiterarbeiten?«

Meine Freundin Janine sagte in dieser Zeit etwas zu mir, das ich während meiner Joggingrunden im Ohr hatte: »Lauf dem Tumor davon!« Ein bisschen so fühlte ich mich bei meinem Lauftraining. Wenn man so eine Mistbeule doch nur ausschwitzen könnte! Dann wäre ich sie zu diesem Zeitpunkt schon längst losgeworden.

# Ich muss euch was sagen!

Eine der schwierigsten Herausforderungen vermutlich meines ganzen bisherigen Lebens war für mich, meinen Kindern von der Krankheit zu erzählen. Sie mussten ohnehin gerade unsere Trennung verkraften, und ich hatte das Gefühl, dass wir, mein Ex-Mann und ich, das als Eltern gemeinsam bisher gut gemeistert hatten. Obwohl Mina und Nicolas hauptsächlich bei mir in der Charlottenburger Dachgeschosswohnung leben, wohnt ihr Vater gleich um die Ecke, und wir bemühen uns, dass in regelmäßigen Abständen auch Familienzeit zu viert eingeplant wird. Und nun der nächste Schock! Bevor ich diese Mammutaufgabe in Angriff nehmen konnte, holte ich mir Hilfe von einer Berliner Kinderpsychologin. Ein Schritt, den ich nur jedem empfehlen kann. Denn jede Familienausgangslage ist eine andere. Was für mich gilt, muss ja nicht für alle anderen gelten. Aber ein Expertentipp kann sicher nicht verkehrt sein, zumal hier viel Schaden angerichtet werden kann, wenn man nicht behutsam vorgeht.

INTERVIEW

**DR. MED OLGA STANKOVIĆ-DAHMEN**
Fachärztin für Kinder- und Jugendpsychiatrie und -psychotherapie in eigener Praxis Wunderkind in Berlin

T. B.: »Diagnose Brustkrebs! Wie gehe ich damit gegenüber meinen Kindern um?«

OLGA STANKOVIĆ-DAHMEN: »Überlegen Sie gemeinsam, wenn Sie einen Partner haben, wann und in welcher Umgebung Sie es Ihren Kindern beibringen möchten. Verständigen Sie sich auf eine einfache, klar formulierte Sprache und setzen Sie sich auf Augenhöhe mit Ihren Kindern hin. Manchen fällt so etwas bei einem Aufenthalt in der Natur, zum Beispiel bei einem Waldspaziergang, deutlich leichter, da die Natur – und wie wir vor allem wissen – der Aufenthalt im Wald einen beruhigenden Einfluss auf die Seele hat. Nicht umsonst werden in manchen asiatischen Ländern Waldkuren auf Rezept verschrieben.«

**T. B.: »Wie bringe ich den Kindern möglichst schonend bei, dass die Mama krank ist?«**

OLGA STANKOVIĆ-DAHMEN: »Je nach Alter der Kinder, angepasst an ihre Entwicklung, würde ich zu einfachen, sehr klaren Formulierungen greifen. Manchmal können auch kleine Zeichnungen sinnvoll sein, damit ein Kind versteht, wo sich der Tumor befindet und warum er Mama Beschwerden machen kann, auch wenn es ihn nicht sieht. Da kleine Kinder weder die Tragweite verstehen noch genauer differenzieren können, im Gegensatz zu Kindern im Jugendalter, ist es wichtig, auf Nachfrage der Kinder auch ehrlich zu antworten. Nur so können sie Vertrauen in Sie und Ihre Aussagen erlangen. Erklären Sie, dass die Ärzte und Therapeuten alles Erdenkliche tun werden und alle medizinischen Neuerungen probieren werden, um Ihre Schmerzen zu lindern und den Krebs zu besiegen.

Sie als Erkrankte haben über längere Zeit vielleicht ein ungutes Bauchgefühl gehabt, welches Sie früher oder später zum Arzt geführt hat, dort im Zuge der Diagnostik, die sich über einige Zeit zieht, und auch während der ersten Behandlungssitzungen haben Sie die Möglichkeit gehabt, immer wieder über die Diagnose Krebs Gewissheit zu erlangen. Ihr Kind hatte diese Möglichkeit nicht. Ihm fehlen diese Wochen an Vorlauf, wo Sie immer wieder überlegt haben, wie Sie es ihm sagen. Und wie es Ihnen damit geht. Ihr Kind hört die Diagnose und muss reagieren. Das kann in alle möglichen Richtungen ausschlagen. Es kann wütend werden oder aggressiv, es kann weinen oder nachts plötzlich wieder einnässen. Es kann sich sozial zurückziehen, aufhören zu essen, die Stimmung kann sich verändern und kippen. Es kann Interesse an Freunden und Hobbys verlieren. Beschreiben Sie Ihrem Kind, wie es auch Ihnen geht, aber hören Sie vor allem auf das, was Ihr Kind Ihnen sagt oder nicht sagt. Kleine Kinder und auch ältere haben vielleicht über den Freundeskreis oder die Zeitungen etwas gehört oder gelesen, das starke Ängste in ihnen auslöst. Natürlich bezogen auf die Diagnose Krebs. Je nach Charakter des Kindes und emotionaler Nähe zu Ihnen werden die Reaktionen Ihres Kindes unterschiedlich ausfallen. Geben Sie ihm Zeit, Ruhe und Sicherheit, das Gehörte zu verarbeiten. Setzen Sie sich bei Gesprächen immer wieder auf gleicher Augenhöhe zu Ihrem Kind. Die nächste Zeit wird sicherlich anstrengend und irritierend sein für Sie und Ihr Kind. Es wird Rückschläge geben, mit denen sie gegebenenfalls nicht gerechnet haben. Dieses aufzufangen ist nicht nur Ihre Aufgabe, lassen Sie Unterstützung von Ärzten, Therapeuten, Familie und Freunden zu. Für Ihr Kind und für Ihr eigenes Wohlbefinden.«

T. B.: »Darf ich mich auch schwach vor den Kindern zeigen?«

OLGA STANKOVIĆ-DAHMEN: »Sie können sich schwach zeigen und müssen nicht die Starke spielen.

Zeigen Sie sich so, wie Sie können und es Ihre aktuelle Gesundheitslage erlaubt. Kinder werden so etwas viel natürlicher annehmen, als wenn Sie ihnen etwas vorspielen. Niemand kennt Sie so gut wie Ihre Kinder. Und niemand kennt Ihre Kinder so gut wie Sie. Dieses enge Band sollten Sie nicht gefährden. Das Vertrauen ist die Basis, und Ihre Kinder werden Verständnis haben. Vielleicht nicht jeden Tag und vielleicht nicht jeden Moment, sondern so, wie sie es verkraften können. Sie werden die Schwächen brauchen, um Ihre Kraft neu zu sammeln und stark wieder hervorzugehen.

Man sollte seine Gefühle auf keinen Fall verheimlichen oder unterdrücken, denn damit ist das Kind nicht geschützt. Es wird dann nicht verstehen, wenn die betroffenen Eltern manchmal müde, geschwächt, erschöpft und überfordert sind. Helfen können ihm Rituale und liebe Gewohnheiten, die, wenn möglich, wieder aufgenommen werden, die Aktivierung kreativer Ressourcen wie zum Beispiel Malen oder Musizieren.«

**T. B.: »Was geht in einer Kinderseele vor, wenn die Mama für einen längeren Zeitraum ausfällt?«**

OLGA STANKOVIĆ-DAHMEN: »Bedenken Sie als Mama, dass sich Ihr Kind immer und stetig in Entwicklung befindet. Je nach Alter und wann Sie ihm die Diagnose mitteilen, steckt es in unterschiedlichen Phasen. Es ist nicht dasselbe, einem Kindergartenkind, einem Schulkind oder einem Teenager eine solche Nachricht zu überbringen. Entsprechend vielschichtig kann es reagieren. So können manche Wutanfälle im Trotzalter normal sein, Ihnen als Elternteil aber ein Unsicherheitsgefühl geben, wenn Ihr Kind schon älter ist und wenn Sie es von ihm nicht gewohnt sind. So können Störungen des Essens, des Schlafens, der Stimmung Hinweise darauf geben, wie belastet Ihr Kind ist. Versuchen Sie zunächst, mit Ihrem Kind zu reden, zeigen Sie Verständnis dafür, wenn es für Sie zunächst untypisch reagiert. Sollten Symptome, die Ihnen Sorgen machen, über einen längeren Zeitraum und in verschiedenen Bereichen des Lebens auftreten wie zum Beispiel zu Hause, in der Schule, aber auch mit Freunden, können diese als Hinweise genommen werden, um zum Beispiel bei einem Kinder- und Jugend-Psychiater oder -Psychologen Rat zu suchen.«

Mir hat die Kinderpsychologin geraten, es den beiden Kindern zusammen mit ihrem Vater zu erzählen. Ihn hatte ich vorher schon darüber informiert, was mit mir los war. Denn klar war ja, ich würde auf Dauer etwas schwächer werden mit der Krankheit. Sie riet mir daher Folgendes: Den Kindern müsse unbedingt vermittelt werden, dass der starke Vater noch da ist und sie nicht alleine sind. Das Ganze sollten wir draußen in der Natur machen. Daher unternahmen wir einen Ausflug in den Wald rund um den Schlachtensee – die Natur erdet dabei im wahrsten Sinne des Wortes. Der Vater meiner Kinder ist groß, was an sich schon Stärke signalisiert, drumherum die Bäume vermittelten ebenfalls Schutz. Wir liefen zu viert eine Böschung hinunter, und wir Eltern guckten uns an, warteten auf den richtigen Moment. Ich hatte wahnsinnige Angst. Den perfekten Moment für so etwas gibt es sowieso nicht. Laub raschelte unter unseren Füßen. Es war ein zwar sonniger, aber schon kühler Herbsttag. »Kinder, ich muss euch was sagen«, presste ich schließlich endlich heraus. Ich bemühte mich, es vor allem für meine achtjährige Tochter verständlich auszudrücken: »Eure Mami ist ein bisschen krank. Ich habe so einen doofen Knoten in der Brust und war deshalb schon bei vielen Ärzten. Es wird in den nächsten

Monaten so sein, dass die Ärzte alles dafür tun, dass es mir wieder besser geht. Ich werde aber etwas weniger für euch da sein können, daher wird sich auch in unserem Alltag einiges ändern.« Große Kinderaugen guckten mich an, abwartend. Dann ergänzte ihr Vater: »Ich bin immer für euch da. Ich bin gesund. Oma und Opa sind auch da und gesund. Und wir machen dann das, was die Mama vielleicht gerade nicht mehr kann.« Ich war in dem Moment total klar, auch wenn mein Herz nur so gegen meine Brust hämmerte. Es flossen keine Tränen. Ich ging in dieses Gespräch so strukturiert wie möglich, hatte es mir lange vorher im Kopf zurechtgelegt und Vorkehrungen getroffen: Ich wusste, ich werde in drei Wochen mit der Chemotherapie anfangen, dann jeden Montag Therapie haben. Ich hatte überlegt, dass Mina in der Zeit oft zu ihrer Freundin Greta gehen könnte – das hatte ich schon verabredet und das war für sie eine tolle Aussicht. Das Organisieren der Kinder für die Zeiten von anstehenden Behandlungsterminen oder dergleichen etwas länger im Voraus, bevor man sie einweiht, macht sicher Sinn. Denn so kann man ihnen im Gespräch dann potenziell auch schöne Dinge in Aussicht stellen, die mit der neuen Situation einhergehen.

Mina war wie ein Flummy und hopste vor mir her. Ich merkte, dass sie unruhig war. Sie fragte: »Wo sitzt der Knoten?«, und wollte fühlen, wo genau er sich befand. Mit ihrer kleinen Hand patschte sie auf meine Brust. Ich machte also meine Jacke auf und ließ sie den Knoten durch den Pulli spüren. Da war eine erhabene Stelle, das konnte man fühlen. »Wie lange dauert das, bis der Knubbel wieder weg ist?«, fragte sie weiter. Mina verstand in dem Moment die Tragweite des Brustkrebs nicht. Schließlich rief sie mit einem Lächeln im Gesicht: »Juchu, ich darf zu Greta!« Und ging dann mit ihrem Papa Steinchen werfen. Nicolas hingegen verstand sofort. Mein damals Zwölfjähriger nahm mich mit seinen

1,82 Meter in die Arme. Mittlerweile musste ich zu ihm hochschauen. »Mama, du sprichst hier von Krebs, oder?«, fragte er mit belegter Stimme. »Ich google sofort alles auf YouTube für dich und finde heraus, was die beste Ernährung für dich ist. Wirklich, und ich helfe dir zuhause.« Er wollte genau wissen, was das für eine Behandlung war, die ich nun bekommen sollte, und wie lange das alles dauern würde. Arm in Arm liefen wir so eine Weile am See entlang. Ihm erzählte ich alles ganz genau im Detail: Ich brauchte eine Chemotherapie, der Tumor sei aber super behandelbar. Es sei zwar Brustkrebs, aber damit eine Krebsart mit den besten Heilungschancen. Nie lügen! Nicht in so einem wichtigen Gespräch. Den Ratschlag fand ich in dem Zusammenhang ganz wichtig. »Mir wird es voraussichtlich zwischendurch nicht gut gehen«, erklärte ich ihm, »aber ich werde wieder gesund.« Nicolas fragte noch sehr, sehr viel an dem Tag und die Tage danach auch. Ich konnte ihm oft schon an der Nasenspitze ansehen, wie es bei ihm fortwährend im Gehirn ratterte: »Wo ist die Praxis? Wie hast du das festgestellt? Wie groß ist der Krebs?«

An dem Nachmittag im Auto auf dem Weg zurück nach Hause packten wir das Thema allerdings erst mal beiseite und unterhielten uns über Corona, mögliche Schulschließungen und das Abendbrot, während ich in totaler Hab-Acht-Stellung war – ich wollte für alle Fragen offen sein, war aber auch nervös, die Stimmung könnte kippen. Ist sie an diesem Tag aber nicht.

Noch am selben Wochenende, einen Tag später, es war ein Sonntag, hatte ich mir meine Eltern vorgenommen. Auch da holte ich mir vorher eine psychologische Expertenmeinung: An der Stelle war der Rat, es in einer ruhigen Umgebung daheim zu machen. Ohne Termine, ohne Zeitdruck. Ich fuhr also allein zu meinen Eltern nach Hause, zu denen ich ein sehr inniges Verhältnis habe. Vor 15 Jahren sind sie nach Berlin gezogen, denn aufgewachsen bin ich im Münsterland, genauer gesagt in Ibbenbüren. Ich hatte eine wirkliche behütete Kindheit. Wir hatten ein Zweifamilienhaus, wo oben meine Oma gewohnt hat, und einen wunderschönen, großen Garten. Meine Eltern arbeiteten beide, hatten einen großen Freundeskreis, und so war bei uns immer eine Menge los. Ich habe das geliebt, und auch meine Freunde fühlten sich bei uns immer wohl. Nach meinem Abitur bin ich jedoch direkt ausgezogen. Ich wollte unbedingt »die Welt« kennenlernen. Tatsächlich bin ich schon während meines Studiums in vielen Ferien als Backpackerin verreist. Und: Ich habe sehr viel gejobbt und Praktika gemacht, in München, Berlin, Köln und Hamburg, war eine Zeit im Ausland, um mein Englisch, Französisch und Spanisch zu verbessern. Meine Eltern haben mich bei allen Vorhaben unterstützt, auch wenn sie vieles recht abenteuerlich fanden und sich oft ziemliche Sorgen um ihr einziges Kind gemacht haben. Aber sie haben mich immer bestärkt in dem, was ich tun wollte. Großartig! Dafür bin ich ihnen bis heute sehr dankbar. Als ich wegen der Arbeit noch hauptsächlich in Köln wohnte, beschlossen meine Eltern, ihren Ruhestand in Berlin zu verbringen. Ich dachte damals, das wäre ein Scherz. Aber nein. Wie meine Eltern nun mal so sind, ziemlich modern und cool, wollten sie sich gern in der Hauptstadt, die beide gut kannten, niederlassen. Zu dem Zeitpunkt – es war 2006 – war es für mich zwar klar, dass ich irgendwann auch dort wohnen wollte, aber im Grunde machten sie erstmal ihr ganz eigenes Ding. Zumal ja auch noch keine Enkelkinder in Sicht waren.

Wie sagt mein Sohn Nicolas immer so schön: »Oma, Opa, das war echt ein cooler Move von euch, alles hinter euch zu lassen.« Die beiden lieben ihr Leben, das sich heute viel um ihre Enkel dreht, aber auch um all das, was Berlin ausmacht: ein riesiges Kulturangebot mit Museen, Ausstellungen, Veranstaltungen, einer Portion Internationalität, Restaurants jeglicher Art. Natürlich haben sich meine Eltern auch hier einen tollen neuen Freundeskreis aufgebaut. Viele finden es bewundernswert, die Zelte abzubrechen und nochmal neu anzufangen. Meine Mutter sagt immer, es sei die beste Entscheidung ihres Lebens gewesen.

Ich freute mich natürlich auch für sie, erst recht, seitdem ich auch ganz in Berlin lebe und ihre Nähe genieße. Umso mehr schnürte es mir aber die Kehle zu, als ich ihnen diese bittere Nachricht überbringen musste. Aus eigener Erfahrung weiß ich ja, dass nichts schlimmer ist, als wenn du Angst um das Leben deines eigenen Kindes haben musst. Wir waren dann am späten Nachmittag verabredet, das hatte ich mit ihnen auch erst kurz vorher spontan am Telefon vereinbart. Im Haus meiner Eltern angekommen, setzten wir uns zu dritt auf die fliederfarbene Couch im Wohnzimmer. Ein Glas Apfelschorle stand vor mir. Im Hals hatte ich einen dicken Kloß. Meine Mutter guckte mich schon die ganze Zeit fragend an, weil sie mich viel zu gut kennt, um nicht zu wissen, dass da bei mir was im Busch war. Ich rückte dann auch direkt mit der Sprache raus, da war kein Smalltalk mehr angebracht: »Ich muss euch was sagen: Ich habe Brustkrebs.« Als ich den erschrockenen Gesichtsausdruck meiner Eltern sah, fuhr ich gleich fort: »Es ist aber behandelbar, und ich habe die besten Ärzte. Ihr müsst euch keine Sorgen machen.« Meine Mami nahm mich in den Arm. Ich fühlte mich plötzlich ganz klein, wie in Kindertagen. Sie ist eine enorm starke Persönlichkeit mit einem riesigen Herzen. Jeder, der sie kennenlernt, möchte eigentlich sofort mit ihr befreundet sein. Ob Kinder, Erwachsene – egal, meine Mama hat eine besondere Aura. In diesem Moment blieb sie wieder einmal stark, weil sie

wohl instinktiv spürte, dass ich das brauchte, um nicht loszu-
heulen. Papa saß wie versteinert auf dem Sofa. Dann folgten
tausend Fragen: »Welche Ärzte? Was für ein Krebs? Wie geht
es weiter?« Und: »Wir sind immer für dich da, das weißt du,
ja? Auch für die Kinder. Wir kochen für dich, wir passen auf
die Kinder auf, wir machen alles, mach dir keine Sorgen!«
So einen Rückhalt zu spüren tat mir unfassbar gut und beruhigte mich immens. Nach eineinhalb Stunden fuhr ich wieder heim, ich musste mich um das Abendessen für die Kinder
kümmern. Zum Abschied drückte mich mein Vater so fest
wie nie zuvor. Geweint haben wir an dem Tag alle drei nicht,
aber ich wusste: Meine Eltern standen unter Schock, und da
würden noch viele Emotionen folgen.

## #Sozialhygiene – gute Freunde, schlechte Freunde

Ich habe wirklich einen großen Freundes- und Bekanntenkreis, erzählte aber zunächst auch nur den wenigsten von meiner Krankheit. Das dürften maximal zehn gewesen sein. Denn auch bei guten Freunden ist es so, dass zu viele Nachfragen auch nerven können – daher wählte ich mit Bedacht aus, was eine wirklich gute Entscheidung war. Überlege dir vorher genau, von wem du was zu erwarten hast. Bei mir waren die unterschiedlichsten Reaktionen dabei: von gemeinsamem Heulen am Telefon bis hin zu totalem Aktionismus à la »Ich möchte für dich da sein«. Meine Freundin Bille aus Australien schickte mir einen Entsafter (»Frische Säfte sind schließlich gesund!«), während mir meine Freundin Jacky aus London eine tolle Einschlaf-App (InsightTimer) empfahl (»um das Kopfkino am Abend loszuwerden«). Meine Freundin Aika aus München steuerte einen Präsentkorb mit vielen gesunden Lebensmitteln bei, und ein veganes Kochbuch bekam ich auch. (»Vegane Ernährung wird im Zuge von Krebsbehandlungen oft empfohlen.«) Wieder eine andere (Grit) stellte mir den nächsten Traumurlaub in Aussicht: Ostern in Dubai. Dort wohnt sie nämlich! Und ich sollte sie unbedingt besuchen kommen.

Es gab aber auch Menschen, die direkt mit üblen Horrorgeschichten aus ihrem Umfeld um die Ecke kamen. Diese blockte ich sofort ab. Ich wollte keine negativen Geschichten dazu hören. Mein Credo war: Ich will mir nur positive Beispiele vor Augen halten und immer positiv bleiben. Auch wenn mir der Ernst der Lage immer bewusst war. Ich hatte eine potenziell tödliche Krankheit, der ich dennoch kraftvoll begegnen musste. Ein Arzt sagte so auch zu mir:»Wir können alles für Sie tun, Frau Bülter, aber wenn Sie im Kopf nicht mitarbeiten, ist all unsere Arbeit umsonst.« Was mir einfach klarmachte: Ich persönlich möchte mir nicht dauernd den Tod vor Augen halten. Das lähmt mich.

In meiner Branche gibt es leider einige prominente Beispiele, die an Krebs gestorben sind. Aber es gibt auch national und international bekannte Mutmacher wie zum Beispiel Sylvie Meis und Margot Käßmann in Deutschland oder Anastacia, Sheryl Crow und Jane Fonda – alles ganz starke Persönlichkeiten, die mir wieder einen Satz vor Augen führen, den ich früher mal – als das Thema für mich noch ganz weit weg war – auf einem Brustkrebs-Event in Berlin gehört und nie vergessen habe: Brustkrebs sucht sich nur starke Frauen.

Und stark musste ich in den kommenden Monaten wirklich sein! Wichtig war dabei eben auch, alles Negative möglichst auszublenden. Natürlich wurde der Kreis derer, die von meiner Erkrankung wussten, mit der Zeit größer. Und unter ihnen waren tatsächlich auch einige sogenannte Energiefresser, also Menschen, die gern ihre Probleme bei mir abluden, ein Stück weit egozentrisch waren oder am liebsten nur von sich redeten. Unter normalen Umständen ist das schon sehr anstrengend, aber in dieser Zeit galt es für mich: Kräfte schonen. Und so leid es mir manchmal tat, habe ich genau diese Energiesauger gemieden beziehungsweise mich von ihnen distanziert. Manche Kontakte haben sich auch von selbst aufgelöst. Plötzlich war ich ja nicht mehr die meist gut gelaunte, hilfsbereite Tanja, die gern für andere da war. Ich musste mich einfach auf mich konzentrieren. Das war auch für mich ein Learning! Einige Bekannte habe ich daher sehr selten bis gar nicht mehr gesprochen. Andere Freundschaften dagegen haben sich noch intensiviert – auch über große Distanzen hinweg, denn viele meiner Freunde leben nicht in Berlin. Aber durch Skype oder Facetime gibt es ja so viele Möglichkeiten, in Kontakt zu bleiben. Letztlich fühlte sich das für mich gut an. Mein »inner circle« war wunderbar, und dafür war und bin ich auch heute noch sehr dankbar!

Logistik war zu dem Zeitpunkt alles in meinem Leben. Das hätte ohne meine engen Freunde nicht funktioniert. Da wegen Corona niemand mit in die Praxen durfte, brachten mich meine Freunde ab und zu bei wichtigen Untersuchungen bis vor die Tür. Und das bedeutete mir viel. Denn natürlich war es schwer, alles allein durchstehen zu müssen. Meine Freundin Tina Ruland, seit einem knappen Jahrzehnt eine meiner engsten, fuhr mich zum Port-Einsatz nach Steglitz. Im Auto scherzten wir, hörten laut Musik und machten noch ein lustiges Selfie mit unseren dicken Winterjacken, ein gepresstes Lächeln im Gesicht. Es fühlte sich alles so normal an, obwohl es so null normal war. Hätte ich da schon gewusst, was alles auf mich zukommen würde, hätte es dieses fröhliche Selfie vielleicht nicht gegeben …

# Der Port

Das unbeschwerte Lachen noch hörbar im Kopf, musste in der Praxis alles ziemlich ruckzuck gehen. Ich wurde von einer Assistentin direkt in den hinteren Bereich geführt, wo ich mich in einer Art Garderobe auszog und meine Sachen in einen Spind einschloss. Ich zog das hellblaue OP-Hemd an, das für mich bereitlag, und ab ging es auf die Liege – mit gemischten Gefühlen. OP ist nun mal OP – auch wenn es in diesem Fall nur ein kleiner Eingriff war. Als der Arzt mir den Zugang legte, fühlte sich das irgendwie nicht gut an – nicht, dass sich das je gut anfühlen würde. Aber ich spürte, hier saß etwas nicht richtig. Leider war ich ja nun schon spritzenerprobt. Also machte ich den Arzt darauf aufmerksam, aber der überprüfte den Katheter und meinte: »Alles okay!« Als ich dann auf dem OP-Tisch lag, um langsam in die Vollnarkose wegzudämmern, sprach der Arzt ruhig auf mich ein: »Denken Sie an etwas Schönes! Gleich schlafen Sie ein!« Irgendwie war ich aber glasklar und nullo im Schlafmodus. Als ich ihm das sagte, lächelte er nur überheblich und meinte: »Nein, Sie sind gleich weg.« Es tat sich nichts. »Mein Arm fühlt sich komisch an. Hier stimmt was nicht!«, rief ich nun energischer. Und plötzlich brach leichte Panik im OP-Saal aus. Der Zugang saß wirklich nicht richtig, die Narkoseflüssigkeit floss nicht in die Vene, sondern daneben. Als ob ich es nicht gesagt hätte!

Hektisch wurde eine neue Vene gesucht, was bei mir ja leider nicht so leicht ist. Es wurde gedrückt, gezerrt und gemacht. Hätte der Arzt mal gleich auf mich gehört, dann wäre mir das zumindest erspart geblieben. Wenigstens saß der Zugang jetzt richtig. Ich konzentrierte mich darauf, an etwas wirklich Schönes zu denken. Das hatte ich vorher schon geübt: »Bilder auf Kommando abrufen.« Das ist eine Art Selbstsuggestion. Denn natürlich ist es besser, wenn man mit etwas Positivem in die Narkose rutscht, einem schönen Bild vor dem geistigen Auge. Und das ist sicher nicht die grelle OP-Lampe. In meiner eigenen Coachingausbildung habe ich oft mit Visualisierungen gearbeitet. Eines meiner gedanklichen Wohlfühlbilder ist ein Strand mit ganz feinem weißen Sand und einer Hängematte zwischen zwei Palmen. Darin liege ich und schaukele im Takt der Brandung sanft hin und her. Und damit glitt ich ins Reich der Träume.

TIPP Kreiere dein eigenes Wohlfühlbild, das du immer wieder vor deinem geistigen Auge abrufen kannst!

Als ich wach wurde, spürte ich sofort die ungewohnte harte Erhebung nahe meines rechten Schlüsselbeins. Ein bisschen kleiner als ein Airpod-Case. Dieser Port sollte die nächsten Monate nun zu mir gehören. Die darauffolgenden Tage war es noch ein sehr ungewohntes Gefühl, so einen Fremdkörper in mir zu haben. Ich konnte den Arm kaum heben, weil es spannte und einfach weh tat. Die kommenden zwei Wochen konnte ich mich allein nur schwer anziehen. Alles, was spannte, also BH oder enge Oberteile, schied aus. Das drückte zu sehr auf den Port. Das Teil ist ja auch nicht gerade mikroskopisch klein. »Mama, ist da ein Alien in dir drin?«, fragte meine Tochter, als sie zum ersten Mal mit ihren Fingerchen drüberfuhr. Sie fand das echt gruselig. Und erst mit der Zeit gewöhnten wir uns beide daran.

# Selbstheilungskräfte entfalten

Ich verließ mich, wie du ja jetzt schon bemerkt hast, von Anfang an auf die Ärzte, auf die klassische Schulmedizin. Aber auch die Alternativmedizin war letzten Endes ein wichtiger, ein wesentlicher Schritt für meine Genesung, weil dadurch meine Selbstheilungskräfte aktiviert wurden. Ich wollte stets wissen: Gibt es Alternativen? Geht's auch anders? Dabei stieß ich immer auf Grenzen und frage mich tatsächlich bis heute: Warum wird in Deutschland überhaupt so rigoros unterschieden? Warum ist die Alternativmedizin so wenig anerkannt? Und weshalb schaut eigentlich kaum jemand über seinen Tellerrand, sein eigenes Spezialgebiet hinaus?

## Homöopathie & Co.

Mir wurde von einer guten Freundin eine Berliner Heilpraktikerin und Homöopathin empfohlen, und bei allen früheren Vorbehalten kann ich für mich sagen: Sie hat mir geholfen. Und zwar mit homöopathischen Präparaten wie Globuli oder bestimmten Vitaminen wie Vitamin B12, Vitamin K oder Vitamin D. Gerade Letzteres ist extrem wichtig für den Gemütszustand. Letztlich war es eine Zusammenstellung, die aufgrund meiner individuellen Blutwerte entstand. Auch die Globuli zum besseren Einschlafen halfen mir. An der Stelle muss aber klar gesagt sein, dass diese Form der begleitenden

Behandlung immer individuell auf den oder die einzelne Patient*in zugeschnitten sein muss. Da gibt es keine allgemeingültigen Tipps.

Was mir aus dem alternativen Spektrum auch geholfen hat, war eine sogenannte Familienaufstellung – weil ich davon überzeugt bin, dass es wichtig ist, so gefestigt wie nur möglich zu starten. Und dabei so wenige Fragen wie nötig für sich und sein Leben im Kopf noch offen zu haben. Bei mir waren das Fragen rund um meine Trennung und die Kinder. Allerdings auch ein paar Dinge aus meiner eigenen Kindheit. Bei der Familienaufstellung handelt es sich grundsätzlich um ein Verfahren, bei dem Personen stellvertretend für andere Mitglieder der Familie konstellativ angeordnet werden, um gewisse Muster des Familiensystems besser erkennen zu können. Einfach schlicht durch die Tatsache, dass man sich in die Situation, die Lebenslage des Anderen hineinversetzt und ihn dann auch besser verstehen kann.

In diesen Gruppensitzungen bestimmt man Stellvertreter für die eigenen Familienmitglieder. Das, was sie dann in diesem Moment empfinden und sagen, soll wiederum Aufschluss über vergangene Situationen geben. Meist versteht man nach einer Aufstellung vieles besser oder gewinnt Einsichten, auf die man so ohne Weiteres gar nicht gekommen wäre. Die Methode gibt es schon rund 100 Jahre und sie beruht auf der Annahme, dass Mitglieder einer Familie, auch Verstorbene, emotional miteinander verknüpft sind. Sind diese Verbindungen irgendwie gestört, kann man krank werden – so die These.

Es gibt auch die Möglichkeit einer Familienaufstellung »light«, die man alleine macht. Stellvertreter für die Familie sind dann zum Beispiel Puppen oder Kuscheltiere.

Ich muss sagen: Nur ein paar Monate nach meiner Trennung hätte ich auch ohne meine Krebsdiagnose schon genug auf dem Zettel gehabt. Zeitlich kann man sich Schicksalsschläge aber nun mal leider nicht aussuchen. Die Familienaufstellung war für mich eine effektive und sehr zügige Methode, um bestimmte Phasen in meinem Leben zu rekapitulieren und besser zu verstehen. Ein Spruch, den ich mal gelesen hatte, fiel mir wieder ein: Der Körper ist das Haus der Seele! Sich also auch seelisch selber immer wieder auf den Prüfstand zu begeben, auch wenn es einem vermeintlich gut geht, halte ich für enorm wichtig.

INTERVIEW

**ALEXANDRA ENGELBRECHT**
Heilpraktikerin und Homöopathin, Berlin

**T. B.: »Was sollte ich vor Beginn der Chemo checken?«**
ALEXANDRA ENGELBRECHT: »Ein großes Blutbild wird sowieso gemacht und ist auch naturheilkundlich betrachtet aufschlussreich. Es sollte überprüft werden, wie gut die Versorgung mit Vitamin D, Selen, Zink und Jod ist. Wenn Zeit und Geld vorhanden sind, kann auch ein Test für Aminosäure und Fettsäuren gemacht werden wie eventuell Schadstoffbelastungen, z.B. Blei, Quecksilber, Cadmium und Nickel. Auch Analysen von Mineralien und Vitaminen sind möglich.«
**T.B.: »Wie kann ich mich optimal vorbereiten?«**
ALEXANDRA ENGELBRECHT: »Ich zähle an der Stelle einfach mal auf: Umweltbelastungen und Toxine erkennen und vermeiden, eventuell schon ausleiten. Emotionalen Stress reduzieren, z.B. Homöopathie, Aufstellungs- oder Gestaltarbeit, mit der ›Botschaft‹ der Krankheit in Kontakt kommen, Glaubenssätze checken.

Qigong, Meditationen (Joe Dispenza) oder passende Yoga-Übungen praktizieren. Vorhandene Vitalstoffmängel auffüllen. Behandlungen mit Vitalpilzen und stärkenden Phytotherapeutika können hilfreich sein. Ernährung umstellen.«

**T. B.: »Gibt es weitere Alternativen, um besser durch so eine Zeit zu kommen?«**

ALEXANDRA ENGELBRECHT: »Die naturheilkundlichen Stoffe, z. B. Medikamente aus Pflanzen wie Curcumin, Mistel etc., müssen mit den behandelnden Ärzten abgesprochen werden.

Manche können sich gegenseitig ungünstig beeinflussen. Eventuell muss der Patient vor und während der Chemo auf die Einnahme verzichten.

Doch es lohnt sich, nach den neusten Studienergebnissen Ausschau zu halten.

Was Homöopathie angeht, gibt es sicherlich keine Wechselwirkungen. Die Homöopathie kann ergänzend während einer chemotherapeutischen Behandlung und der Strahlentherapie überaus nützlich wirken.«

**T. B.: »Wie kann ich Nebenwirkungen wie Übelkeit oder Schlaflosigkeit unterbinden oder abmildern?«**

ALEXANDRA ENGELBRECHT: »Es gibt schleimhautschützende Mittel wie Aloe und Ringelblume, Leinsamen und Flohsamenschalen für den Darm, Hand- und Fußbäder bei Empfindungsstörungen, und Melisse hilft zum Beispiel bei Schlafstörungen.«

**T. B.: »Kann ich die Chemie nach der Chemo schneller ausleiten?«**

ALEXANDRA ENGELBRECHT: »Hier ist es wichtig, das körpereigene Immunsystem aufzubauen. Außerdem: basenüberschüssige Ernährung, Toxine bindende Stoffe einnehmen, ausleitende Komplexmittel, Leber, Niere und Haut stärkende Phytotherapeutika, Vitalpilze, blut-bildende Mittel je nach Blutbild. Aber: Jeder Mensch ist unterschiedlich, selbst wenn gleiche Symptome und Krankheitsbilder vorliegen. Daher muss ein*e Behand-ler*in stets sehr genau und dem individuellen Menschen und seiner Situation gemäß naturheilkundliche Mit-tel einsetzen. Standardempfehlungen kann ich an dieser Stelle keine geben.«

### Organetik

Ein wichtiger Meilenstein während meiner Behandlung war neben der Homöopathie die sogenannte Organetik. Vielen mag dieser Begriff nichts sagen, mir war er ebenfalls noch ziemlich neu. Vereinfacht gesagt geht es bei dieser Methode darum, energetische Blockaden zu lösen. In der Organetik dreht sich alles um Energie und die Arbeit zwischen dem Be-wusstsein und dem Unterbewusstsein. Jede einzelne unserer Körperzellen hat eine eigene energetische Schwingung, die durch Einflüsse wie Stress, Angst, Sorgen geschwächt werden kann. Organetik soll dafür sorgen, dass diese Schwingungen wieder ins Lot kommen. Das geschieht mithilfe von verschie-denen Utensilien wie der Organröhre, dem Organo, einem Kabel und einer Kontaktplatte. Es geht im Grunde darum, die eigenen Selbstheilungskräfte zu aktivieren. Meist dreht es sich anfangs darum, den Ursprung der Krankheit auszumachen.

In einer meiner ersten Sitzungen ging es direkt ans Einge-machte! Ich hatte vor dem Besuch in der Organetik-Praxis, ehrlich gesagt, gemischte Gefühle – auch wenn mir eine gute Freundin gesagt hat, dass es für meine jetzige Situation eine entscheidende Wendung bedeuten und mir viele Antworten geben könne. Bei all den Fragen, die ich gerade im Kopf hatte, klang das vielversprechend und lohnenswert, es zumindest mal auszuprobieren. Ich hatte ja nichts zu verlieren. In der Praxis sollte ich mich an einen Tisch setzen, mir gegenüber der freundlich guckende Organetik-Experte. Zwischen uns stand ein kleines metallenes Gerät, mit dieser Organröhre sucht der Behandler die Frequenz der Energien des Patienten. Während ich einen kühlen Metallstab in die Hand bekam, hielt auch er einen Stab mit einer biegsamen Metallspirale (den Tensor). Dann fing er an zu fragen. Aber nicht direkt mich. Er stellte seine Frage in den Raum hinein, quasi an mein Unterbewusstsein: »Wo hat der Brustkrebs seinen Ursprung – war es vor dem Jahr 2000?« Der Metallstab in seiner Hand bewegte sich von links nach rechts, was »Nein« bedeutete. Ich war total regungslos, sagte keinen Piep und starrte fasziniert auf die Ausschläge. Dann ging er Jahreszahlen durch, bis ins Jahr 2008. Plötzlich wippte der Metallstab hoch und runter. Das Zeichen für »Ja«. Ich war völlig perplex und konnte mir da erstmal keinen Reim drauf machen. Hatte das wirklich etwas zu bedeuten? Durch viele Ja-Nein-Fragen näherten wir uns der für mich alles entscheidenden Antwort auf die Frage: WAS hat vermutlich den Brustkrebs getriggert?

Offenbar gab es zwei große Faktoren in meinem Leben, die meiner Gesundheit geschadet haben, zunächst im Jahr 2008. Erinnerungen an die Zeit kamen hoch: Ich, 36 Jahre alt, hatte damals meinen Sohn geboren, ein Jahr Elternzeit genommen und war glücklich in meiner Mutterrolle, aber unsere finanzielle Situation als Familie bereitete mir Sorgen, die ich vorher als ehrgeizige TV-Karrierefrau so nicht kannte. Schon damals schickte mir mein Körper daher ein erstes großes Warnsignal: Ich hatte einen heftigen Bandscheibenvorfall, als Nicolas wenige Monate alt war, und wurde am unteren Rücken operiert. In den Jahren danach folgten zwei weitere Bandscheibenvorfälle an der gleichen Stelle. Ich bin mir sicher, dass es daran lag, dass mein Kopf stets um die eine Frage kreiste: Wie bekomme ich Kind und Job unter einen Hut? Eine Frage, die sich sicherlich die meisten modernen Mütter heute stellen – insbesondere, wenn man so wie ich die Hauptverdienerin für die Familie ist. Meine chronischen Rückenleiden ließ ich übrigens bis dahin immer nur schulmedizinisch behandeln, ohne jemals auf die eigentlichen Ursachen zu gucken.

Der Metallstab schlug aber auch beim Jahr 2020 positiv aus. Aha! Es gab offenbar noch einen zweiten wichtigen Grund, weshalb der Krebs weiter wachsen konnte. Nach weiteren Fragen stießen wir auch hier auf etwas Triftiges: Nach der Trennung von meinem Mann Anfang 2020 wandte sich mein Sohn Nicolas von mir ab. Mein Ex-Mann war gerade ausgezogen, wir mussten uns alle an die neue Situation gewöhnen. Plötzlich waren wir zuhause »nur« noch zu dritt, und mein Sohn verarbeitete diesen Einschnitt in seinem Leben auf seine eigene Weise. Er machte mich zunächst für die Trennung verantwortlich und lehnte mich ab. Das wiederum war für mich unfassbar schwer, weil wir bis dahin immer ein Herz und eine Seele waren. Nichts hatte je zwischen uns gestanden. Ich sorgte mich auch insgesamt sehr, wie meine Kinder die Trennung in der Zukunft verkraften würden. Mich machte es unendlich traurig, von meinem Großen abgelehnt zu werden. Die Situation mit Nicolas löste sich erst nach einem Kurztrip mit seinem besten Freund und dessen alleinerziehender Mutter, meiner Freundin Bianka. Offensichtlich hatte auch ihr Sohn einiges dazu beigetragen, Nicolas seine Ängste und Sorgen zu nehmen. Einige Zeit später erfuhr ich von einer befreundeten Kinderpsychologin, dass sich Kinder nach Trennungen ihrer Eltern meist den vermeintlich stärkeren Part suchen, um ihn oder sie für diese Situation verantwortlich zu machen. Das half mir, meinen Sohn besser zu verstehen und das Ganze nicht auf mich zu beziehen. Was aber schwelte, war nach wie vor die Angst: Kriegen wir das alles als Familie mit zwei getrennten Wohnungen in den Griff? Schon gut möglich, dass sich so eine große Anspannung auch irgendwie im Körper manifestiert …

Natürlich gibt es für diese Erkenntnisse aus der Organetik-Sitzung keine handfesten Beweise oder wissenschaftlichen Erkenntnisse. Für mich machten die Erklärungen aber sehr viel Sinn und beschäftigten mich in den folgenden Wochen und Monaten sehr. So sehr, dass ich eine psychologische Gesprächstherapie begonnen habe, um meine Vergangenheit aufzuarbeiten – und diesen mentalen Support nehme ich bis heute in Anspruch. Trigger für Krankheiten wie etwa Krebs sind nämlich generell oft private Probleme wie Trennungen, Sorgen um die Kinder, die Eltern, den Partner, den Beruf oder die Zukunft. Auch durch weitere Organetik-Sitzungen versuchte ich, die »negativen Schwingungen« loszuwerden.

**TIPP** Wie kann man vorbeugen? Hab deine psychische Gesundheit immer im Blick! Es ist keine Schwäche, ein mentales Coaching oder eine Therapiesitzung zu brauchen. Es ist vielmehr eine Form der Gesundheitsvorsorge. Achte auch auf Signale deines Körpers.

Ebenso bin ich davon überzeugt, dass wir durch die Organetik die heftigen Nebenwirkungen meiner Chemotherapie wie etwa die Übelkeit ein Stück weit minimieren konnten. Zumindest ging es mir im Vergleich immer ein bisschen besser als meinen Leidensgenossinnen, wobei ich natürlich nie mit Bestimmtheit sagen kann, woran das letztlich lag. Und noch ein überzeugendes Beispiel, für das ich kurz vorgreifen muss: Mein Tumor war durch die Chemotherapie stetig geschrumpft. Doch als er nach einigen Wochen auf dem gleichen Stand blieb und sich nicht weiter verkleinerte, war ich total verzweifelt. Mein Arzt meinte: »Wir beobachten das weiterhin, können aber nichts weiter tun und wissen auch den Grund dafür nicht.« Mein Organetik-Experte schaute genauer nach. Demnach hatte die Chemie zwar ihre Dienste geleistet, nämlich den Tumor schrumpfen zu lassen. Aber: Der Körper konnte das plötzlich nicht mehr verstoffwechseln, also nicht ausscheiden. Es gab offenbar einige Organe, die überfordert waren. Darm, Niere, Blase und etwa die Leber spielen bei der Ausscheidung ja eine wichtige Rolle. Wenn die quasi blockieren, kann auch nichts mehr aus dem Körper abtransportiert werden, die »Tumor-Miniteile« blieben so an Ort und Stelle. Ich hatte ohnehin schon seit Beginn der Chemotherapie das Problem: Blase entleert zu viel, Darm zu wenig. Und ihr ahnt es vielleicht? Bei der nächsten Untersuchung nur zwei Wochen später war meine Mistbeule wieder kleiner geworden. Durch die Organetik schienen sich auch meine Organblockaden ein Stück weit gelöst zu haben.

INTERVIEW

**JANINE WHITE**
Organetikerin in einer Gemeinschaftspraxis in Berlin

**T. B.: »Was genau ist Organetik?«**
JANINE WHITE: »Organetik ist ein Bioresonanzverfahren, basierend auf der sogenannten Impulstechnologie. Jeder Mensch, jedes Tier, jede Pflanze mit jeder einzelnen Zelle hat seine eigene natürliche energetische Schwingung, vergleichbar mit dem persönlichen Fingerabdruck. Durch viele u. a. genetisch und hormonell bedingte Faktoren sowie negative Einflüsse wie Stress (Burnout),

Schockerlebnisse (Krankheit, Tod von Nahestehenden, Unfall, schwere Kindheit, Misshandlungen, körperliche Gewalt), Süchte (Ess-, Drogen-, Alkohol- und Nikotinsucht) etc. verändert sich die gesunde Schwingung im Körper. Psychische Belastungen führen oft auch zu physischen Schwächen, z. B. zu Bandscheibenvorfällen, Kopfschmerzen. Der Körper gerät aus seiner Balance. Die ›Organo‹-Methode versteht sich als ›Wellness-Behandlung‹, die die gesunde Eigenschwingung des Menschen wieder aktiviert sowie dessen Wahrnehmung der eigenverantwortlichen und selbstbestimmten Gestaltung des individuellen Lebens ermutigt und unterstützt.«

**T. B.: »Wie funktioniert das genau?«**
JANINE WHITE: »Das Organetik-Gerät ist eine energetische Ausleitungsarbeit und basiert auf den Gesetzen der Quantenphysik; ein Verbindungskabel mit Kontaktplatte und ein Tensor gehören zum Zubehör. Die Metallkontaktplatte wird auf den zu Behandelnden gelegt, entsprechend des Symptoms folgt die Behandlung ganzheitlich auf Körper-, Geistes-, Seelenebene und der energetischen Ebene sowie dem Abfragen der exogenen Belastungen (wie z. B. Allergien, Erreger, Schwermetalle, Radioisotope, Gifte, Elektrosmog etc.) als auch dem Einfluss des Wohn-, Arbeits- und Schlafplatzes (Störfelder, geopathische Gitter, Wasseradern).
Es ist eine Art Transformation der belasteten Frequenzebene in die gesunde Eigenschwingung. Der ursprüngliche Entwickler des Organetikverfahrens, Rudolf Herde, konnte mittels Quarzsalzen energetische Programme aus der westlichen und fernöstlichen Behandlungsmethode speichern und diese mit der Organetik aktivieren. Kurz vor seinem Tod gab er sein Wissen an den Gründer der Firma ›Organo‹, an Ludwig Stümpfl, weiter.

Idealerweise erfolgt die Behandlung bei einem persönlichen Termin. Aufgrund der aktuellen Pandemie konnte den Hilfesuchenden aber ebenso virtuell das mentale Coaching ermöglicht werden. Im äußersten Notfall ist es ggf. auch möglich, eine Fernharmonisierung zu machen.«

**T. B.: »Viele (mich eingeschlossen) wollen den Grund wissen, warum sie krank geworden sind. Kann man das durch Organetik rausfinden?«**

JANINE WHITE: »Prinzipiell dienen energetische und geistige Behandlungen der Aktivierung der Selbstheilungskräfte. Der Mensch ist ein Wunderwerk, das in der Lage ist, seinen ›inneren Arzt‹ zu aktivieren, allerdings ersetzt die Organetik auf keinen Fall die Diagnose durch die Schulmedizin oder einen Heilpraktiker. Neben der genetischen Vorbelastung gibt es zahlreiche Gründe, warum ein Körper erkrankt. In der Organetik ist man jedoch erst dann zufrieden, wenn nicht nur das Symptom verschwindet, sondern wenn man der Ursache der Krankheit forensisch auf die Schliche gekommen ist, sprich, der Erinnerung an die Entstehung der Krankheit.«

**T. B.: »Warum ist diese Erkenntnis der Schlüssel zur ›Gesundung‹? Welche begleitenden Therapieverfahren empfehlen Sie Menschen wie mir, die an Brustkrebs erkrankt sind?«**

JANINE WHITE: »Wenn man die Ursache kennt, deren Störfelder behebt, beispielsweise die Traumata überwindet, die Belastungen nicht verdrängt, sondern verarbeitet, ganz gleich mit welcher Therapieform, kann eine Gesundung unterstützt werden. Nach dem Motto: ›Alles ist möglich, wenn man wagt, daran zu glauben.‹ Viele nennen es Placebo. Jeder, der sich einer organetischen Behandlung unterzogen oder eine Gesprächstherapie gemacht oder z. B. die aus Frankreich stammende ›Festen‹-Methode probiert hat, erhält andere Erkenntnisse, aber nicht jedes Individuum ist offen für die feinstoffliche Sicht auf eine Erkrankung. Glücklicherweise leben wir in einer Zeit, in der sich jeder selbst entscheiden kann, was er begleitend zur Schulmedizin noch unterstützend zur Genesung tun kann. Misteltherapie, Meditation, Yoga, die 5 Tibeter, Akupunktur, Aura-Arbeit uvm. sind Angebote, die einem Erkrankten helfen können, den Schlüssel zur Gesundung zu finden. Medizin und Alternativmethoden − das eine schließt das andere nicht aus. Es gibt mittlerweile zahlreiche Ärzte, die in ihren Therapieplänen auch homöopathische Mittel einsetzen.«

**T. B.: »Wie viele Organetik-Sitzungen sind nötig?«**

JANINE WHITE: »Das ist individuell zu entscheiden. Ich empfehle Organetik grundsätzlich präventiv zu machen, um frühzeitig tiefsitzende Blockaden zu erkennen oder ihnen eben vorzubeugen. Viele kommen aber − quasi als letzten Strohhalm − erst zur Behandlung, wenn sie alles andere schon ausprobiert haben und last but not least die Organetik als Methode in Erwägung ziehen. Es kommen auch Menschen, die nicht nur gesundheitliche Probleme haben, sondern mit Stagnation oder Frustration in anderen Lebensbereichen kämpfen. Auch hier kann die Organetik zum Einsatz kommen.«

**T. B.: »Was genau kann Organetik bei einer schweren Krankheit bewirken?«**

JANINE WHITE: »Es gibt die Redewendung: ›Wer heilt, hat recht‹. Die Organetik macht keine Heilversprechen, ist wissenschaftlich noch nicht belegt. Es gibt keinen Professor, der freiwillig Kohorten begleiten würde, die sich mit Organetik behandeln lassen. Es gibt keine Langzeitstudien. Daher ist die Organetik keine anerkannte Heilmethode. Es ist eine sogenannte Wellness-Behandlung, die Körper, Geist und Seele in Gleichklang zu bringen versucht. Die Organetik kann, wenn man der Methode vertraut, die klassische Medizin unterstützen.

›Mens sana in corpore sano‹, ein gesunder Geist in einem gesunden Körper, ist für mich persönlich unbestritten der Garant dafür, dass man nicht erkrankt. Das zumindest ist auch die Philosophie der alternativen Methoden, die ich selbst als Arzttochter schon als Kind von meinem Vater, einem Chirurgen, verinnerlicht bekommen habe. Und was immer hilft, Körper, Geist und Seele in Balance zu halten, auch während einer Chemotherapie, ist meines Erachtens einen Versuch wert, es zu probieren. Ich kenne Kunden mit einer Krebserkrankung, die neben der Bestrahlung/Chemotherapie jeden Tag die Kraft aufbrachten und kilometerlang joggen gingen, dem Krebs quasi davonrannten. Sie erfreuen sich heute bester Gesundheit. Am Ende ist es neben dem Sport, der Ernährung und der Lebensweise wichtig, dass man den Glauben an die Heilung fest manifestiert. Alles, was auf diesem Weg hilft, ist zumindest für mein Leben willkommen. Ich selbst habe die Organetik vor sechs Jahren zum ersten Mal am eigenen Leib kennenlernen dürfen und war durch das Ergebnis der Arbeit sehr überzeugt.«

## Selbstheilungskräfte und Meditation

Zum Thema Selbstheilungskräfte: Was mir außerdem massiv geholfen hat in all der Zeit, war neben der bewussten Atmung vor allem die Meditation. Sie wurde zu einem stärkenden Begleiter auf meinem Weg. Wie bereits erwähnt, lernte ich bei meiner Freundin Kerstin viel über die sieben Hauptchakren: Wurzelchakra, Sakralchakra, Nabelchakra, Herz-chakra, Hals-/Kehlkopfchakra, Stirnchakra (drittes Auge) und Kronenchakra. Diese Chakren sind wie kleine Energie-räder, die entlang der Wirbelsäule an unterschiedlichen Stellen im Körper sitzen. Jedes Mal, wenn ich bei Kerstin war – in meinen persönlichen Tiefphasen teils bis zu zweimal in der Woche –, arbeiteten wir an einem speziellen Chakra. Denn generell besagt die hinduistische Lehre: Sind die Chakren in Balance, kommen wir mehr in die innere Ruhe. Wenn ich nicht die Kraft hatte, zu ihr zu fahren, haben wir unsere Sitzungen online abgehalten. Das funktionierte hervorragend. Wer keine Kerstin wie ich an seiner Seite hat, dem kann ich tolle Meditations-Apps wie »actio« empfehlen. Auch bei Netflix, YouTube oder anderen Online-Plattformen gibt es jede Menge Meditationen. Was vor vielen Jahren noch als »Eso-Quatsch« abgetan wurde, genießt ja nun endlich viel mehr Anerkennung, auch durch etliche wissenschaftliche Belege. Sogar viele Krankenkassen unterstützen und finanzieren Meditationskurse als Präventionsmaßnahme gegen Krank-heiten. Letztlich wissen wir, dass durch regelmäßiges Medi-tieren Heilkräfte angekurbelt werden können. Stell dir nur vor, wie viele Gedanken uns täglich durch den Kopf rattern, mein Kopfkino lief zumindest meist auf Hochtouren. Es sind laut Studien rund 60 000 Gedanken täglich, wow! Meditieren hilft dabei, diese Gedankenfeuer zu stoppen. Denn sobald wir ruhiger werden, entspannen wir das Nervensystem, Blo-ckaden und Stress lösen sich. Ich dachte immer: Meditieren, da sitzt man rum und tut irgendwie nichts. Von außen be-trachtet ist das auch so, aber genau DAS ist ja so wichtig. Einfach mal gedanklich loszulassen bringt enorm viel! Und natürlich gilt auch hier: je öfter, desto besser. Es müssen ja nicht gleich stundenlange Sessions sein.

Im Laufe der Zeit lernte ich durch Kerstin, wie wichtig

es ist, meinen »Geist zu entspannen«, so nennt sie es immer. Manchmal habe ich ganz kurze, fünfminütige Meditationen in meinen Alltag eingebaut. Wie hat sie mir immer gesagt: Besser fünf Minuten täglich als drei Stunden einmal im Monat – es geht also um eine gewisse Regelmäßigkeit. Oft habe ich dabei auch nur ein Mantra im Kopf wiederholt: Ich werde den Brustkrebs besiegen! Oder mich auf die Atmung konzentriert. Meine Lieblingsübung ist diese hier:

Augen schließen, gemütliche Sitzposition, zum Beispiel den Schneidersitz, einnehmen. Vier Sekunden einatmen durch die Nase, vier Sekunden den Atem anhalten, vier Sekunden ausatmen. Ich war nach etwa fünf Minuten dieser Achtsamkeitsübung immer entspannter.

Später, beim abendlichen Spazierengehen, habe ich die sogenannte Gehmeditation für mich entdeckt. Hier konzentrierst du dich auf jeden Schritt und synchronisiert den Atem mit der Bewegung.

Es gibt so viele unterschiedliche Arten von Meditationen. Je nachdem, wie viel Energie sich aufgestaut hat, ob du eher Ruhe brauchst, dich hinlegen willst oder im Lotussitz meditieren möchtest – jeder findet ganz sicher die richtige Meditation für seine Bedürfnisse. Eine weitere Meditationstechnik sei hier noch erwähnt: der Bodyscan. Auch diese Meditation mache ich regelmäßig, am liebsten mit Anleitung. Dazu lege ich mich hin, konzentriere mich auf den Atem und »checke« gedanklich nach und nach meine verschiedenen Körperstellen. Ich scanne mich quasi von unten nach oben. Durch das bewusste Wahrnehmen können sich Verspannungen lösen.

Auch das Praktizieren von Yoga hat mir massiv geholfen. Und natürlich gab es trotzdem rabenschwarze Tage, an denen ich am liebsten im Bett geblieben wäre. Aber für einen Sonnengruß hat es mit etwas Überwindung meist noch gereicht.

Hauptsache, der Körper rostet nicht ein. Ich habe mir dafür oft Erinnerungen ins Handy geschrieben.

INTERVIEW

## KERSTIN LINNARTZ
Yoga-Expertin, Coach, Yogalehrer-Ausbilderin

**T. B.: »Welche Möglichkeiten gibt es speziell in der Yoga-Lehre, um eine Chemotherapie zu begleiten?«**
KERSTIN LINNARTZ: »Das Großartige ist, dass es für jede Situation Unterstützung gibt – ein Coaching funktioniert zu jedem Zeitpunkt der Krankheit, ob gleich von der Diagnose an, wenn man schon länger in Behandlung ist oder vielleicht sogar schon schulmedizinisch ›austherapiert‹ ist. Ich schaue bei meinen Klienten zunächst genau hin: Wo steht der- oder diejenige gerade, was braucht sie oder er? Das ist bei jedem unterschiedlich. Ich arbeite mit allen Aspekten des Yoga – also über den physischen Körper hinaus – und kombiniere diese Arbeit mit Erkenntnissen der Neurowissenschaft. Man kann damit nicht nur Heilungsprozesse begünstigen, sondern vor allem mentale Zustände enorm stärken. Wie inzwischen jeder weiß, hat die Psyche auf den Verlauf einer Krankheit starken Einfluss. Es handelt sich dabei aber keinesfalls um einen Ersatz der Schulmedizin, sondern ist immer ergänzend zum Weg der behandelnden Ärzte hinzuzuziehen.«
**T. B.: »Besonders die Chakrenlehre und Meditationen haben mir sehr geholfen. Woran liegt das?«**
KERSTIN LINNARTZ: »Ich bringe meine Klienten teilweise in sehr tiefe Meditationen und arbeite dort auch mit Visualisierungen. Bei dir hat das sehr gut funktioniert, da du ein visuell veranlagter Mensch bist und dich als langjährige Freundin schnell und tief bei mir hast fal-

len lassen können. Mit der Chakrenlehre arbeite ich seit über 20 Jahren, habe damit bei mir selber vieles geheilt und über die letzten 15 Jahre ein Konzept entwickelt, das fast erschreckend gut wirkt. Und das meine ich wörtlich (schmunzelt): Ich habe schon etliche Male Klienten aus tiefen Meditationen rausgeholt, die dann völlig baff vor mir saßen und fast schon positiv schockiert waren. Solche Momente gab es ja auch bei dir. Es kommen dann Aussagen wie ›Was hast du gerade mit mir gemacht?‹. Darauf sage ich dann immer: ›Das hast DU gemacht, ich habe dir nur den Weg gezeigt.‹ So kann man über die Arbeit am Herzchakra zum Beispiel neuere oder lange zurückliegende emotionale Traumata heilen. Das ist oft bei familiären oder Beziehungsproblemen der Fall, wenn sprichwörtlich das Herz verletzt ist. Auf physischer Ebene hat das eine Schwächung des Immunsystems zur Folge, was den Verlauf oder Ausbruch von Krankheiten natürlich negativ beeinflusst. Im Umkehrschluss kann ich also über Heilung auf emotional-psychischer Ebene den Verlauf oder die Heilung einer Krankheit begünstigen.«

**T. B.: »Welche Routinen kann man da entwickeln?«**

KERSTIN LINNARTZ: »Routine ist ein wichtiges Stichwort. Wir reden hier von sehr wirkungsvoller, aber auch subtiler, feinstofflicher Arbeit. Auch wenn schon bei der ersten Session extreme Aha-Erlebnisse stattfinden können, darf man nicht erwarten, dass man mal ›ein bisschen meditiert‹ und dann ist nachhaltig alles fein. Es gilt, die Techniken und Werkzeuge regelmäßig, in akuten Situationen am besten täglich, anzuwenden und dann auch dabei zu bleiben. Du warst da zum Beispiel sehr diszipliniert, trotz Beruf und Kindern. Ich sage meinen Klienten immer: Besser praktizierst du jeden Tag fünf Minuten als einmal pro Woche eine Stunde.«

T. B.: »Welche Momente werden dir in dieser besonderen Form der Begleitung für immer in Erinnerung
bleiben?«
KERSTIN LINNARTZ: »Da gibt es viele. Als du richtig
loslassen konntest und in meinem Arm geweint hast, beispielsweise. Dann natürlich die Durchbrüche nach intensiven Meditationen oder anderen Übungen, aus denen du
so viel Kraft und Aufrichtung geschöpft hast. Die kleinen
und großen Erfolge, als gesagt wurde, dass der Tumor zu-
rückgeht. Und unsere Vertrautheit, die durch diese Zeit
noch mehr gewachsen ist.«

## Gesundheitssport

Yoga wurde mein ständiger Begleiter in puncto Bewegung,
aber ich hatte vor der Chemotherapie auch Neues ausprobiert, um zu schauen, was mir während meiner Behandlung
guttun würde. Mir war ja klar, dass ich meine heftigen Power-
Kurse im Fitnesscenter erstmal knicken konnte.

Ich probierte noch vor meiner ersten Behandlung beispielsweise Tai-Chi aus. Diese ehemalige chinesische Kampf-
kunst ist eine Art Schattenboxen mit sehr langsamen, flie-
ßenden Bewegungen. Ihr wird eine heilende Wirkung
nachgesagt, da die Übungen die Muskeln lockern und sich
gleichzeitig positiv auf die Gelenke auswirken. An einem
dunklen Winterabend fuhr ich also zu dem Gruppenkurs,
in dem sowohl Anfänger als auch Fortgeschrittene waren.
Denn beim Tai-Chi geht es nicht ums Können, sondern darum, den Körper wahrzunehmen. Wer es regelmäßig macht,
kann die Haltungsmuskulatur stärken und Verkrampfungen
lösen. Aufgrund der Pandemie fand der Kurs draußen statt,
bei 10 Grad Celsius! Ich stellte mich in eine Reihe in die

Mitte und versuchte, die Abläufe nachzumachen, welche die Lehrerin vormachte. Das war im ersten Moment gar nicht so einfach, weil es klare Abläufe sind, ein Mix aus tänzerischen Moves und natürlich der entsprechenden Atmung. Jeder konzentrierte sich hier auf sich, die Lehrerin korrigierte ab und an, wenn wir die Übungen nicht sauber ausführten. Nach eineinhalb Stunden fuhr ich sehr entspannt nach Hause. Allerdings war ich echt durchgefroren. Letztlich war aber Yoga für mich am passendsten, sodass ich Tai-Chi nach zwei Unterrichtseinheiten wieder gelassen habe – beides wäre zu viel gewesen. Aber es war eine tolle Erfahrung. Vielleicht komme ich irgendwann nochmal darauf zurück.

Mir war wichtig, dass ich meinem Körper etwas Gutes tue, auch und gerade in dieser schwierigen Lebenssituation. Jeder sollte dabei für sich das finden, was sich am besten anfühlt. Was Energie gibt und nicht nimmt. Es gibt in puncto Gesundheitssport, der nicht zwingend fordernd sein muss, wirklich unglaublich viele Angebote, auch online, dazu gehören unter anderem Pilates, Qigong, Entspannungskurse oder Gymnastik. Denn Gesundheitssport ist sanft und nicht leistungsorientiert, hier steht dein persönliches Wohlbefinden im Vordergrund. Es geht vielmehr darum, Krankheitsbeschwerden zu mindern, wie im Fall der Chemotherapie die heftigen Nebenwirkungen. Viele Krankenhäuser bieten daher solche Kurse auch schon begleitend zur Therapie an, was ich für sehr sinnvoll halte. Wichtig ist aber trotzdem, wie bei allen Sportarten, dass du es regelmäßig machst. Und natürlich solltest du Spaß daran haben.

Ich habe auch »Slow Sport« betrieben. Also eher ruhigere Arten der Bewegung, die mich bis heute begleiten. Das waren zum Beispiel ausgiebige Gassirunden mit unserem Leihhund.

Freunde von uns hatten sich einen niedlichen Cockapoo zu-gelegt, den wir uns zum Spazierengehen öfter mal ausleihen durften. Meine Kinder hätten am liebsten einen eigenen Hund gehabt, aber das hätte für mich noch mehr Arbeit be-deutet. Unser Leihhund war einfach nur Zucker. Jedes Mal, wenn wir die kleine Cockapoo-Dame Leia abholten, sprang sie vor Freude an uns hoch, wedelte mit dem Schwanz und ließ sich bereitwillig mitnehmen. Was für ein Glück!

Auch das Toben mit den Kids auf dem Spielplatz und an der Tischtennisplatte hielt mich verhältnismäßig fit. Ich ver-suchte, sooft ich dazu die Kraft hatte, die Treppen zu neh-men – ich wohne wie gesagt im Dachgeschoss, sprich fünfter Stock. Und ich habe regelmäßig ein »Schreibtisch-Workout« zum Mitmachen über meine App gebucht. Die restliche Energie, die ich noch hatte, habe ich für meine sportlichen Bewegungen jeglicher Art genutzt, und das hat mir letztlich SEHR gutgetan. Auch für die Regeneration danach, die da-durch viel schneller verlief.

**TIPP**

VOR der Chemo neue Bewegungsarten ausprobieren.

# Wie war das mit
# der Schönheit?

Für manche mag das, was jetzt kommt, wie pure Eitelkeit klingen. Klar, in meinem Job ist Aussehen nun mal wichtig. Aber schlussendlich bin ich eine ganz normale Frau und muss wie jede andere täglich in den Spiegel schauen. Auch in dieser Zeit. Ich wollte mich aber nicht damit abfinden, täglich die Krankheit in meinem Gesicht zu sehen. Deshalb war ein ganz bestimmter Termin VOR der ersten Chemobehandlung Pflicht für mich: der bei meinem Friseur André Märtens. Auch ihm offenbarte ich mich. Ich kenne ihn schon seit vielen Jahren. Er reagierte sehr verständnisvoll und erklärte, dass seine Frau Susan auch vor vielen Jahren Brustkrebs hatte und er selber bei der »DKMS Life« engagiert sei. André ist bekannt dafür, Perücken zu machen, die man als solche nicht erkennt. Klar, ich hatte mich ja jetzt erstmal für die Kühlkappen entschieden. Aber ob das Prozedere bei mir wie gewünscht ohne Haarausfall klappen würde, wusste ich noch nicht. Trotzdem packte ich das Thema Perücke erstmal klar beiseite.

Ich saß also in seinem lichtdurchfluteten Friseursalon im Berliner Westen auf dem gemütlichen schwarzen Ledersessel, und André schaute mich aufmunternd an. »Lass uns ein wenig kürzen, okay? Das wird auch leichter für die Kühlkappe sein«, meinte er. Ich nickte, mit einem Kloß im Hals. Von meiner langen Mähne, die ich seit 15 Jahren trug, trennte ich mich nur sehr schweren Herzens. Bei jedem Scherenschnitt wurde mir bewusster, dass es zum ersten Mal in meinem Leben beim Friseur nicht mehr nur um die Ästhetik ging. Ein grauenhaftes Gefühl. André schnitt 20 Zentimeter ab, fönte, stylte meine Haare und klopfte mir dann beruhigend auf die Schulter. Unsere Blicke trafen sich im Spiegel. Im ersten Moment dachte ich: Oh Gott, wo sind meine Haare hin? Dann fing ich an, mich ganz langsam an den Gedanken zu gewöhnen: Tanja mit kürzeren Haaren. Ich nickte. »Ja, ach, doch, das sieht gut aus. Irgendwie fast moderner«, presste ich heraus. Quasi eine Art Long Bob. Da kam Andrés Frau Susan hinzu. »Super, die Länge«, bemerkte sie. Sie setzte sich neben mich, und ich begann sie auszufragen. Vor über zehn Jahren hatte auch sie Brustkrebs gehabt. Dass sie jetzt einfach top aussah – schlank, trainiert, ja, quasi makellos –, machte mir Mut. Ich wollte alles ganz genau wissen: welche Chemos sie hatte, welcher Tumor es bei ihr war und so weiter. Sie war sehr offen im Umgang damit. Und das Gespräch erfüllte mich mit Hoffnung und Zuversicht. Ein Satz von ihr blieb mir besonders im Gedächtnis: »Die roten Beutel während der Chemo sind die schlimmsten, durch die kommt die Übelkeit!« Was das genau zu bedeuten hatte, sollte ich noch früh genug erfahren.

Susan verabschiedete sich mit den Worten: »Du packst das, Tanja, du bist stark, ich weiß das.« Diesen Satz hörte ich so oft. In dem Moment hatte ich insbesondere das Gefühl, dass ich für das, was da auf mich zukommt, auch wirklich stark sein musste. Ich blickte auf die Haare an der Farbpalette, die André jetzt noch neben mich hielt. Für alle Fälle schaute er sich noch meine Haarfarbe an und notierte den Blondton für eine mögliche Perücke. Die wäre innerhalb weniger Tage da, erklärte er mir. Das beruhigte mich zumindest ein klein wenig. Es war mein Plan B! Den zu haben ist schließlich nie verkehrt. Obwohl ich mir eine Perücke auf meinem Kopf einfach nicht vorstellen wollte.

Ich machte mir auch Gedanken darüber, wie sich meine Haut durch die Behandlungen verändern könnte. »Einen fahlen und grauen Teint bekommt man!«, hörte ich von vielen Seiten. Und: »Man wird dir den Krebs ansehen!« Es mag albern klingen, aber ich wollte alles dafür tun, durch die Behandlungen nicht so krank und schlecht auszusehen wie prophezeit – vor allem auch für meine Kinder! Also vereinbarte ich alle möglichen Termine, die ich noch kriegen konnte: Nagelpflege, Kosmetikerin und Augenbrauenstylistin.

Die Kosmetikerin gab mir ein letztes Microneedling für die nächsten Monate. Dabei wird die Haut mit Hyaluron getränkten Mikronadeln behandelt, um das Bindegewebe zu stärken und ein feineres Hautbild zu erzielen. Und ich stellte komplett auf Naturkosmetik um. Die Haut gilt schließlich als größtes Ausscheidungsorgan des Menschen und ist unser wichtigster Schutz vor Schadstoffen der Umwelt. Außerdem können falsche Kosmetika den sogenannten Säureschutzmantel der Haut stellenweise zerstören. Mir war total klar, wenn mein Körper schon mit einer Krankheit zu kämpfen hat, ist es immens wichtig, ihn mit der richtigen Hautpflege zu unterstützen und nicht zu schwächen. Schließlich ist die Haut ein wichtiger Teil unseres Immunsystems, das ja gerade während einer Chemotherapie stark angegriffen wird. Ich jedenfalls war mit meiner neuen, natürlichen Gesichtspflege super happy. Und um das schon mal vorwegzunehmen: Meine Haut wurde in der ganzen Zeit nicht fahl.

Beautytechnisch kann ich nur den Tipp geben: Wer möchte, der sollte VOR so einer schwierigen Zeit kosmetische oder auch invasive Behandlungen buchen, falls man es ohnehin geplant hat. Denn: Besser sieht man während so einer heftigen Phase des Lebens wirklich nicht aus, aber man kann durchaus etwas für die eigene Ausstrahlung tun.

Ich ließ mir noch ein Microblading sowie ein Wimpernlifting verpassen, eine der besten Entscheidungen überhaupt. Beim Microblading werden die vorhandenen Augenbrauen rekonstruiert beziehungsweise auch neu modelliert und zwar mithilfe eines Farbpigments, das manuell auf die obere Hautschicht eingearbeitet wird. Das sah ganz natürlich aus. Meine natürlichen Augenbrauenhärchen sind im Laufe der Chemotherapie zum Teil ausgefallen, das fiel dann durch das vorherige Blading kaum auf. Der Rahmen meines Gesichts, nämlich die Brauen, waren immer präsent. Das machte optisch sehr viel aus. Die Kosten für so ein Blading liegen bei etwa 250 Euro aufwärts, das ist nicht wenig, klar. Aber es gibt sogar einige Studios, die so eine Behandlung an Chemopatientinnen umsonst vergeben. Frag einfach mal nach oder schau auf der entsprechenden Webseite.

Auch meinen Wimpern verpasste die Stylistin einen Schwung mit dem sogenannten Wimpernlift, das bis zu zwei Monate hält und die Augen größer wirken lässt. Meine Wimpern habe ich bis zum Schluss nie ganz verloren, dank der Bimatoprost-Augentropfen, die mir mein Arzt verschrieben hatte. Klar, es gab schon Schwund, aber ich hatte immer genügend, um sie zu tuschen. Es war vielleicht kein Augenaufschlag à la Brigitte Bardot mehr, aber da muss man sich eben mit dem zufriedengeben, was da ist. Mit all diesen Methoden und kleinen Helferchen kam ich super zurecht. Und natürlich gibt es in dieser Hinsicht noch sehr viel mehr.

Permanent-Make-up wie das Microblading gibt es nämlich noch für andere Partien im Gesicht, zum Beispiel die Lippen oder das Augenlid. Auf meinem Blog https://24me.de/ beschreibe ich diese Methoden näher. Es gibt heutzutage viele tolle Möglichkeiten, um zum Beispiel die Lippenfarbe zu intensivieren. So sieht man nicht so blass aus. Und durch einen künstlichen, hauchdünnen Lidstrich wirken die Augen größer.

Wer es vorher noch schafft, der fährt meiner Meinung nach gut damit. Solch kleine Veränderungen machen viel aus, vor allem in Zeiten, in denen man sich nicht so gut fühlt. Wer jetzt beim Thema Permanent-Make-up denkt: »Oh je, das sieht doch völlig künstlich aus«, der irrt! Mittlerweile sind die Techniken dafür so verfeinert und viele Experten haben sich auf einen sehr dezenten Look spezialisiert, sodass es ganz natürlich aussieht. Das fand ich auch immer wichtig.

Denn ich hatte oft keine Lust, mich zu schminken, war aber dankbar für diese kleinen Vorabmaßnahmen, die mich nicht ganz so krank haben aussehen lassen.

**TIPP**

Alle Beautybehandlungen VOR der Chemo noch wahrnehmen!

**INTERVIEW**

### PROF. DR. MED JENS-UWE BLOHMER
Klinikdirektor Gynäkologie mit Brustzentrum in der Charité, Berlin-Mitte

**T. B.: »Herr Professor Dr. Blohmer, wie läuft eine Chemotherapie in der Regel ab?**
JENS-UWE BLOHMER: »Chemotherapien werden zumeist ambulant durchgeführt. In eine Vene werden Infusionen mit Chemotherapeutika gegeben; um die Venenwand zu schützen, wird häufig ein Port gelegt. Ein Port bedeutet, dass unter die Haut eine Metallkammer gelegt wird mit einer Kautschukmembran. Durch die Haut und die darunterliegende Kautschukmembran wird in die Metallkammer gespritzt. Von dort gelangt das Chemotherapeutikum in die große Vene und von dieser in alle

Organe, das Mammakarzinom und die Lymphknoten. Häufig werden verschiedene Chemotherapeutika eingesetzt, auch um eine Resistenzentwicklung zu vermeiden und um die verschiedenen Eigenschaften des Mammakarzinoms zu behandeln. Die Chemotherapie wird wiederholt nach zwei bis drei Wochen, mitunter auch im Wochenabstand. Vor den Chemotherapien oder häufig danach werden Medikamente gegen die Übelkeit gegeben. Diese können als Infusionen und/oder Tabletten verabreicht werden. Zwischen den Chemotherapien werden Blutentnahmen durchgeführt, um die Auswirkung der Behandlung auf die Blutbildung, Immunabwehr, Gerinnung, Leber- und Nierenfunktion zu überprüfen.«

**T. B.: »Für wen ist ein Port empfehlenswert?«**

JENS-UWE BLOHMER: »Ein Port sollte immer dann operativ eingelegt werden, wenn für die Venenwand aggressive Chemotherapeutika eingesetzt werden. Dies sind z. B. Epirubicin und Dexorubicin. Wenn diese Medikamente die Venenwand geschädigt haben oder wenn diese außerhalb der Venenwand durch eine Punktion gelangen, zerstören diese Medikamente, die auch als Anthrazykline bezeichnet werden, das umliegende Fettgewebe, Muskelgewebe und die Haut. Dies führt zu langfristigen und langwierigen Schädigungen und Narbenbildung im Bereich um die Vene herum. Dies wird durch einen Port weitestgehend vermieden. Sollte die Portnadel, die das Chemotherapeutikum durch den Port in die Vene transportiert, dislozieren (vor den Port rutschen), kann auf diese Weise das Chemotherapeutikum ebenfalls in das umliegende Fettgewebe, die Muskulatur und die Haut gelangen und ebenfalls Schäden hervorrufen. Deshalb muss die sichere Nadellage während der Chemotherapie kontinuierlich kontrolliert werden.«

**T. B.:** »Welche Nebenwirkungen treten am häufigsten auf?«

JENS-UWE BLOHMER: »Die häufigsten Nebenwirkungen von Chemotherapeutika sind Schwäche, Müdigkeit, Übelkeit bis hin zum Erbrechen, Haarausfall, durch die verminderte Infektabwehr bedingte Entzündungen der Mund-, Rachen- und Speiseröhrenschleimhaut. Bei einigen Medikamenten, wie dem Taxan, können Verhornungen und Verfärbungen der Haut und der Finger- und Fußnägel auftreten. Je nach Länge der Verabreichung sind Schädigungen der Nervenendigungen, besonders an den Finger- und Zehenspitzen, nicht auszuschließen.«

**T.B.:** »Was muss ich nach der Operation beachten, darf ich beispielsweise Deodorant benutzen, den Arm bewegen usw.?«

JENS-UWE BLOHMER: »Nach einer brusterhaltenden Operation und auch nach einer Brustentfernung sollen der Arm und insbesondere das Schultergelenk bewegt werden. Nach einer Rekonstruktion mit einem Implantat kann es unter Umständen notwendig sein, diese Arm- und Schulterbewegung für eine bestimmte Zeit einzuschränken. Dies muss bei der behandelnden Ärztin/dem behandelnden Arzt im Einzelfall erfragt werden. Deos dürfen benutzt werden, geduscht werden darf sofort nach der Operation. Es sollte allerdings in den ersten Tagen vermieden werden, Wasser an den Verband kommen zu lassen. Das schützt den Heilungsprozess der Narbe. Für die Wundheilung allerdings ist die Anwendung mit klarem Wasser bei gut verschlossener Wunde (sicherer Naht) unbedenklich. Sie sollten den Grundsatz beachten, dass jede Wunde besonders gut heilt, wenn die Wundränder ruhig gehalten werden. Ein Beispiel dafür ist die Schienung nach Knochenbrüchen. Es sollte deshalb eine zu starke und häufige Bewegung der Brust vermieden werden. Unterstützt wird dies durch einen BH und durch das Vermeiden von Joggen, Fahrradfahren und anderen heftigen Bewegungen in den ersten Tagen nach der Operation. Schmerz ist ein guter Indikator für eine gestörte Wundheilung. Sollten Bewegungen nach der Operation schmerzhaft sein, sind diese zunächst zu unterlassen. Im Verlauf der Wundheilung nimmt die Schmerzempfindlichkeit des Narbengebietes ab. Dann sollte zügig der normale Bewegungsablauf aufgenommen werden, um Verkürzungen von Muskeln und Sehnen mit den entsprechenden Folgen für die Gelenke und das allgemeine Wohlbefinden zu vermeiden.«

T. B.: »Das ist sehr erhellend. Aber was ist nun der Unterschied zwischen einer intravenösen Chemotherapie und einer Tabletten-Chemotherapie?«

JENS-UWE BLOHMER: »Die intravenöse Chemotherapie wird in die Vene gegeben, und die Tabletten werden geschluckt. Die Wirkstoffe sind häufig die gleichen. Chemotherapien in Tablettenform gibt es weniger als intravenöse Chemotherapien. Das hängt damit zusammen, dass diese Therapien nicht durch die Magensäure, die Gallensäfte und die Enzyme der Bauchspeicheldrüse zerstört werden dürfen. Nur wenige Chemotherapien können in Tablettenform sicher durch den Verdauungstrakt gebracht werden. Dazu gehört z. B. Capecitabine, eine Chemotherapie in Tablettenform. Endokrine oder antihormonelle Therapien werden in der Regel in Tablettenform verabreicht.«

T. B.: »Wann empfiehlt sich eine Strahlentherapie zusätzlich zur Chemotherapie bzw. danach?«

JENS-UWE BLOHMER: »Die Strahlentherapie sollte nach der Chemotherapie durchgeführt werden und möglichst nicht parallel, da dies die Nebenwirkungsstärke der Strahlentherapie erhöht. Eine Strahlentherapie empfiehlt sich immer nach einer brusterhaltenden Operation. Die Strahlentherapie nach brusterhaltender Operation soll eventuell vorhandene, bis dahin allerdings nicht erkennbare zusätzliche Tumore in der verbliebenen Brust bekämpfen. Eine immunologische Wirkung der Strahlentherapie wird zudem angenommen. Eine Strahlentherapie von operativ nicht entfernten, aber eventuell tumorbefallenen Lymphknoten wird bei Patienten mit einem hohen Risiko eines solchen Lymphknotenbefalls ebenfalls empfohlen. Patientinnen mit einem solchen Risiko sind im Allgemeinen die, bei denen nach der Entfernung der Lymphknoten aus der Achselhöhle viele befallene Lymphknoten festgestellt wurden. Bei diesen werden dann die nachfolgenden Lymphknotenstationen, z. B. in der Schlüsselbeingrube, bestrahlt. Für diese Patientinnen mit einem hohen Risiko, dass ein Rezidiv auftreten wird, reduziert die zusätzliche Strahlentherapie dieses Risiko und verbessert darüber hinaus die Heilungs-, also Überlebenschancen.«

# Die Vorrunde

Dann rückte der Termin immer näher. Es kam der Abend vor der ersten Chemobehandlung, ein Sonntag. Das ganze Wochenende über versuchte ich, die immer wieder aufpoppenden Gedanken an den Montag, soweit es ging, auszublenden. Ich machte einen ausgiebigen Spaziergang im Wald, war shoppen und schaute mir auf Netflix »Das Damen-Gambit« an, eine echt tolle Serie mit einer starken Protagonistin. Doch jetzt saß ich alleine auf meinem Ecksofa, und die Realität holte mich ein. Das psychische Austricksen und die Ablenkungsmanöver klappten nicht mehr. Es war in dem Moment auch nicht hilfreich, dass auf meinem Handy nach und nach gute Wünsche von Freunden und Familie eintrudelten. Jedes Handy-Pling ließ mich schlucken. Und mein Kloß im Hals wurde größer und größer. Ich hatte schlichtweg Angst. Der Port tat immer noch weh. Der Arzt hatte mir ja geraten, ihn früher einsetzen zu lassen. Aber ich hatte einfach keinen früheren Termin bekommen. Darum hätte ich mich vielleicht noch eher kümmern müssen, ärgerte ich mich jetzt. Nun musste ich also damit zurechtkommen, dass dieser kleine Alien mir auch noch zur ersten Chemositzung Schmerzen bereiten würde. Bei der kurzen Kontrolluntersuchung hatte mir eine Mitpatientin im Wartezimmer wirklich Horrorstories von ihrem Port erzählt. Der hatte sich entzündet, musste wieder raus, an anderer Stelle erneut rein. Oh je! Ich konnte nur hoffen, dass mir derlei nicht auch noch bevorstand.

Dann rief meine Freundin Kim via Videocall aus den USA an. Gott sei Dank! Wir kennen uns seit 20 Jahren – und sie ist wie ich: tough, zäh und denkt oft erst zuletzt an sich selbst. Sie hat für sich und ihre Familie den Lazy Sunday eingeführt, was so viel bedeutet wie: Sonntags hat Mama mal Me-Time. Ihr zweiter Sohn Benedict ist gerade mal vier Monate alt, ihr Mann Amadeus arbeitet viel. Daher wuppt Kim zwei Kinder, Haushalt und ihren Job als Lifecoach allein. Dazu stillte sie in der Zeit noch ab, und ihre Hormone spielten verrückt. Kein Wunder, dass auch sie total energielos war. Kim weiß, was es heißt, einen Burnout zu haben. Sie war deshalb mehrere Monate in einer Klinik, als sie noch in Deutschland gewohnt hat. Zu viel Arbeit, psychische Belastungen, Sorgen – all das hat sie ziemlich fertiggemacht.

Das Display in meinem Handy füllte sich mit dem Lächeln einer mir wichtigen Vertrauensperson, die gut gelaunt ihren Kaffee in der Hand hielt und mir zuwinkte. Sie spürte instinktiv, dass sie mich ablenken musste. Und so sprachen wir über alles Mögliche. Wir hatten in den Jahren zuvor so viel miteinander erlebt, etliche gemeinsame TV-Produktionen gewuppt, sogar in Portugal, Amerika und Holland. Wir schwelgten ein Stück weit in Erinnerungen, packten alte Männergeschichten aus und lachten viel. Am Ende des Gesprächs wurden wir ernster. Sie sagte mir, dass ihr mein Brustkrebs aufzeigen würde, dass sie sich dringend mehr um sich kümmern müsse. Das war ein sehr emotionaler Freundinnenmoment – so gern hätte ich sie in den Arm genommen. Und ich konnte ihrem Satz etwas sehr Wichtiges abgewinnen: Bei all dem Negativen war meine Mistbeule also auch eine Botschaft an sie, eine meiner echten Herzensfreundinnen. Denn es stimmt: So eine Diagnose ist definitiv auch für die Menschen im engen Umfeld eine Einladung, auf sich aufzupassen. Nicht einfach immer auf der Überholspur weiterzumachen, so wie ich es die Monate zuvor auch getan hatte. Ein Warnsignal – das sollte es für so viele Frauen sein, die täglich unglaubliche Herausforderungen meistern. Sie gab mir an dem Abend noch einen guten Rat:»Meditiere und fokussiere dich auf morgen, akzeptiere den Port und jag den Tumor zum Teufel!«

Ich ging wieder etwas gestärkter aus dem Gespräch, kochte, räumte auf, und dann kam meine Tochter Mina mit einem selbstgemalten Bild um die Ecke. Ein riesiges Herz prangte auf dem Blatt. Dazu die Worte:»Mama, ich habe dich lieb!« Mir schossen Tränen in die Augen. Ich nahm beide Kinder zu mir auf die Couch und erklärte ihnen, was ungefähr morgen auf mich zukommen würde, warum in diesem Fall Chemie im Körper »gut« sei und dass ich die sogenannte Kühlkappe ausprobieren würde, um möglichst meine Haare zu behalten. »Mama, ich kann mir auch gar nicht vorstellen, wie du mit Glatze aussiehst«, meinte meine Achtjährige. »Ich auch nicht, mein Schatz«, erwiderte ich und hoffte innerlich inständig, dass die Kühlkappe funktionieren würde. Mina und ich verabredeten, dass sie ab jetzt meine Krankenschwester sein würde – und mir immer nach jeder Chemo das Pflaster auf den Port kleben dürfte. Ich ließ beide nochmal das kleine Röhrchen fühlen. Ganz vorsichtig strichen sie darüber, Mina klammerte sich feste an mich, und in dem Moment wurde mir extrem bewusst, wie sehr mich meine beiden Kleinen brauchten. Mein Herz zog sich schmerzhaft zusammen. Wie sehr würde ich in den nächsten Wochen und Monaten noch auf ihre Bedürfnisse eingehen können? Würde ich es schaffen, vor ihnen und für sie stark zu sein?

Um wieder etwas Leichtigkeit in den Moment zu bringen, fragte ich meine Kleine:»Mina, hast du Lust auf Modenschau? Ich muss noch entscheiden, was ich morgen anziehe.«

Klar, da war sie wie immer freudestrahlend dabei! Wie toll es doch ist, dass Kinder ihren Gemütszustand so schnell und scheinbar mühelos ändern können, von jetzt auf gleich von tieftraurig zu lebensfroh. Gemeinsam mit Mina entschied ich mich für ein weites Jeanshemd – aus strategischen Gründen, damit man gut an den Port kommt. Es war ein sportlicher Look, und ich versuchte mir einzureden, es auch so zu sehen. Da kam ein Stück weit meine Handballerinnenvergangenheit durch, eine Sportart, die ich zehn Jahre aktiv ausgeübt hatte. Nun kämpfte ich nicht mehr um Punkte, sondern um mein Leben. Ob das Fairplay ist, mag ich nicht sagen. Aber mein Sportlerherz war und ist kämpferisch. Auf in die Saison!

Die Tage zuvor hatte ich mir zudem etliche Selbstsuggestions-Apps heruntergeladen und Hörbüchern zu diesem Thema gelauscht – dazu möchte ich dir später gern noch mehr erzählen, weil es mich wirklich viel beschäftigt und mir auch sehr geholfen hat. An diesem Abend vor meiner ersten Chemobehandlung hatte ich extra noch »Das Mindset« gehört und mir feste einzubläuen versucht: Tanja, du brauchst keine Angst zu haben – der Tumor, deine Mistbeule, wird sich bald verflüchtigen. Tschüss, arrivederci, au revoir, goodbye! Das ließ mich zumindest schlafen, auch wenn es eine unruhige Nacht war.

Ich habe mir mein positives »Mantra« auch auf Post-it-Zettel geschrieben und sie an markante Stellen geheftet, zum Beispiel den Badspiegel oder den Kleiderschrank. Eben so, dass ich sie immer wieder im Blick hatte!

«Du schaffst das» – an diesem Satz kam ich in meiner Wohnung, wenn ich von A nach B wollte, nicht mehr vorbei. Ich war gewappnet für den »Anpfiff«!

TIPP

Selbstsuggestion. Mach dir dein eigenes Mantra überall präsent. Meines war: »Ich schaffe das!«

# Das Auftakt-Match:
# Chemotherapie, die Erste

Dann kam der Montagmorgen. Der Wecker klingelte, meine Tochter, die nachts wieder zu mir ins Bett gekrabbelt war, schmiegte sich eng an mich. Ich liebe diese kostbaren Minuten in der Frühe. Alles war noch still, friedlich und jeglicher Stress weit, weit weg! Wir kuschelten, bevor ich das warme Bett seufzend verließ. Und wie jeden anderen Morgen auch begann erstmal ein Wettlauf gegen die Zeit.

Ich schlurfte schlaftrunken in die Küche, stellte die Kaffeemaschine an. Der Alltag hatte mich sofort fest im Griff: Kinder aus den Betten kriegen, Schulbrote schmieren, Frühstück machen … GEDANKEN VERDRÄNGEN! Heute war mein erster Chemotherapietermin. Dennoch lief hier noch alles ab wie immer. Eigentlich verrückt, was so ein Körper alles leisten kann. Und vor allem auch der Geist. Ich betrieb wieder Selbstsuggestion: Ab sofort sollte der Montag mein HAPPY MONDAY werden. Also der Tag in der Woche, an dem von nun an immer meine Chemotherapiesitzungen stattfinden würden. Schließlich sollten diese meinen Tumor verschwinden lassen. Damit wir hier alle wieder happy werden. Das war das erklärte Ziel.

Ich thematisierte meinen Tag vor meinen Kindern einfach gar nicht groß. Nicolas bekam wie immer seine Pops, Mina ihren Obstteller und ein Brot, dazu warmen Kakao. Meine Gute-Laune-Playlist dudelte im Hintergrund. Ich aß noch ein Müsli mit Obst. Es war alles wie immer – naja fast. In meinem Kopf spielten die Gedanken Jojo!

Minas Genörgel, weil sie wieder andere Klamotten anziehen wollte, lenkte mich ganz gut ab:

«Mami, der Pullover macht so ein komisches Gefühl, den will ich nicht«, maulte sie.

Wir kramten einen anderen aus dem Schrank.

«Und der kratzt am Hals!«

Vorgestern kratzte der noch nicht!

Normalerweise nervten mich solche Eskapaden immer tierisch, denn die Zeit drängte, um pünktlich in der Schule zu sein. An diesem Morgen aber war ich für jede Ablenkung dankbar! Nicolas, mein Großer, drückte mich feste an sich. »Ich wünsch dir viel Glück, Mama«, raunte er mir zu. Er schaute zu mir herunter, mein kleiner Großer. Manchmal zieht er mich auf und nennt mich »kleine Mama«. Genau das wollte ich in dem Moment nicht für ihn sein. Ich wollte vor den Kindern nicht »klein« sein! Nicht zerbrechlich. Ich wollte keine Ängste schüren. Doch mein Sohn mit seiner sensiblen Art merkte mir an, dass ich heute nicht so fröhlich sein konnte wie sonst. Er schnappte sich seine Brotdose, in die ich wie jeden Morgen eine kleine Mini-Überraschung gelegt hatte. Und lugte rein. Heute war es ein Schokoladenriegel. Ein süßer HAPPY MONDAY. Meine Selbstsuggestion lief auf Hochtouren. Das breite Grinsen meines Erstgeborenen gab mir Kraft.

Ich schnappte mir meinen silbern gesteppten Weekender. Drin lagen eine Reihe von Dingen, die ich ab sofort jeden Montag in der Chemositzung benötigen würde. Das hatte ich nämlich direkt die beiden netten Damen mit den Kühlkappen bei meinem ersten Besuch gefragt: Heizkissen, Buch, Handtuch, Ständer fürs I-Pad, I-Pad selbst, eine Flasche stilles Wasser, Thermoskanne mit Tee, meinen rosa »Brustkrebs-

Pass«, eine Packung Walnüsse für den kleinen Hunger, weil ich die besonders gern mag und sie das perfekte Brainfood sind, und Geld für die Kühlkappe. Hatte ich was vergessen?

Mina und ich liefen Hand in Hand bis zum Schultor. Dickes Küsschen, nochmal winken! Und dann war ich plötzlich allein, und jeder Schritt fühlte sich schwer an. Wie der Weg zum Schafott. Die ambulante Chemopraxis, die ich mir ausgesucht hatte, war nur wenige hundert Meter von der Schule entfernt, und doch fühlte es sich an wie der Gang in ein fernes, unbekanntes Land.

Mein Handy stand nicht still und vibrierte in meiner Tasche munter vor sich hin. Noch mehr Nachrichten von Freunden und Familienmitgliedern, die mir Glück und viel Kraft wünschten. Obwohl ich meist superschnell antworte, war ich heute nicht dazu in der Lage. Die Antworten mussten warten.

Die Sonne schien. Immerhin. Es war ein Herbsttag, und ich lief den Kurfürstendamm hinunter. Viel lieber würde ich hier jetzt shoppen gehen. Ich entdeckte ein überdimensionales Mode-Werbeplakat, auf dem stand: »Ich umarme Dich wieder!« Natürlich war das auf Corona bezogen. Ich interpretierte es für mich aber anders: Ich umarme MICH wieder, bald, und zwar gesund! Das war mein Wunsch. Und ich hämmerte mir das immer und immer wieder ein. Positiv bleiben. Vor dem letzten Schaufenster vor der Praxis hielt ich an, ging noch ein letztes Mal in mich und versuchte, das Brustchakra zu aktivieren: I love myself – Ich liebe mich. Ein paar Tage vorher hatte ich mit Kerstin bei einer Meditationssitzung daran gearbeitet. Die Farbe war dieses Mal grün, und ich hatte mir visuell ein Bild aus glücklichen Kindheitstagen vorgestellt. Der Rasenmäher, der in unserem Garten ratterte, und das Gras, das er ausspuckte. Überhaupt half mir das Visualisieren jetzt sehr gut. Ich konnte das frische grüne Gras förmlich riechen, und mein Herz hüpfte einmal kurz so unbeschwert und übermütig auf wie damals. Der Atem floss wieder ruhiger, und die letzten Meter ging es sich nun etwas besser.

Die Onkologiepraxis lag im ersten Stock eines alten hochherrschaftlichen Hauses mit einem einladenden Eingang. In der Praxis herrschte natürlich der alltägliche Betrieb. Vor mir waren noch zwei andere Patientinnen, die warteten. Ich fühlte mich wie eine Kuh an der Südsee, komplett fremd. Ich war aufgeregt. Es roch nach Desinfektionsmittel und Plastikhandschuhen, ständig klingelte das Telefon oder das Faxgerät ratterte. Dann war ich endlich dran. Die beiden Sprechstundenhilfen lächelten und wirkten so fröhlich, als würde man hier zum Einkaufen herkommen und gern bedient werden. Was gäbe ich dafür, wenn sich jetzt ein Schuhregal vor mir auftäte ... Stattdessen bekam ich hier jede Menge gut gemeinter Chemie. Die Herzlichkeit der beiden Damen hinter dem Tresen half aber ungemein, dass ich mich wohler fühlte. Denn irgendwie fühlte ich gerade ZWEI Knoten, den über meiner Brust und den im Hals. Mir wurde plötzlich bewusst, dass es nun kein Zurück mehr gibt. Tanjas Chemo, Klappe, die Erste.

Schwester Sabine nickte mir freundlich zu. Sie war ganz zierlich, maß maximal 1,60 Meter, trug einen dunklen Pagenkopf und wurde für die kommenden Wochen zu einer Art Verbündeten. Sie ging mit mir in einen Raum, in dem einladende Sessel standen, davor ein Regal mit Decken und Kissen. The place to be – der Chemoraum. In diesem Zimmer würde ich also ab jetzt jeden Montag etwa vier, fünf Stunden verbringen. Ich schaute mich um. Eine Wand war gekachelt, in dem Regal standen etliche Bücher. Die meisten zum Thema Brustkrebs. An der anderen Wand ent-

96

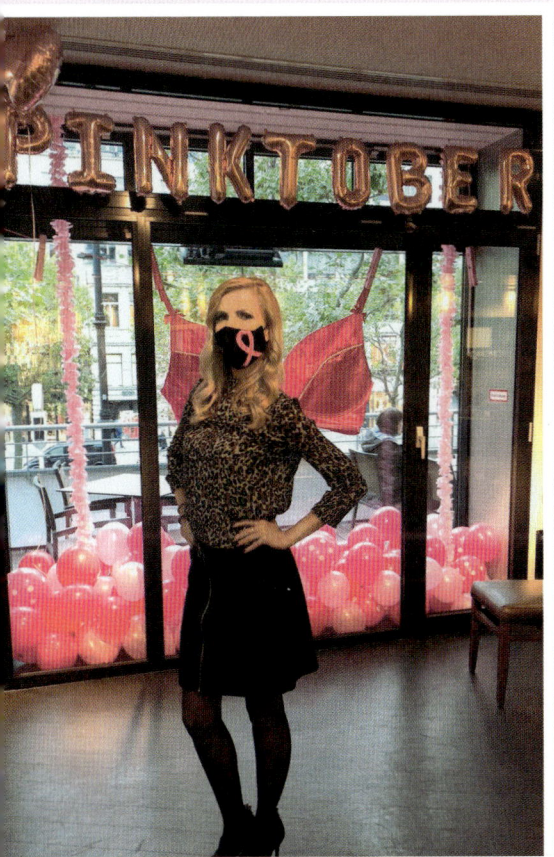

*Totale Ironie des Schicksals? Kurz vor der Diagnose habe ich noch ein Charity-Event für eine Brustkrebs-Organisation unterstützt, im „Pinktober". Oktober ist der Brustkrebsmonat und die pinke Schleife steht für alle Brustkrebspatientinnen.*

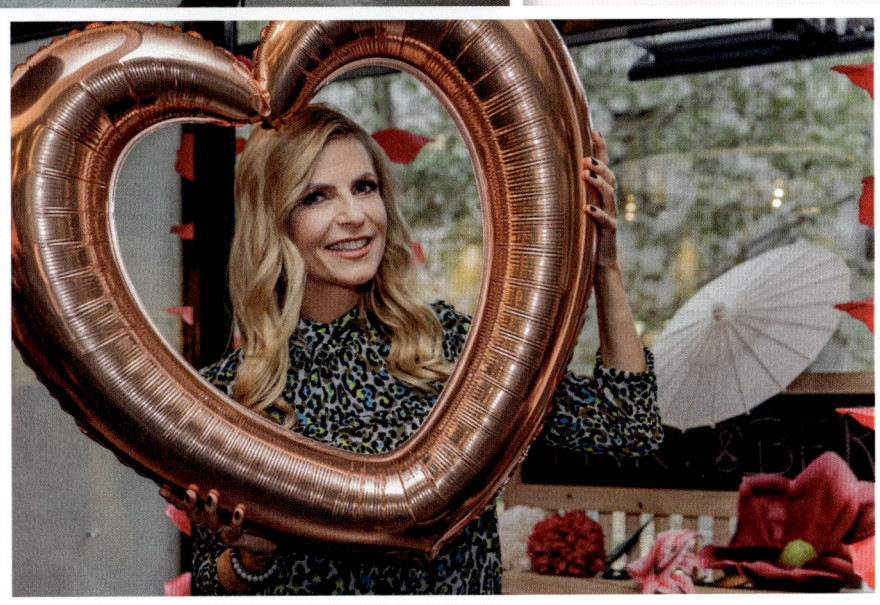

*Ein Riesenherz für alle, die unter dieser Krankheit leiden.*

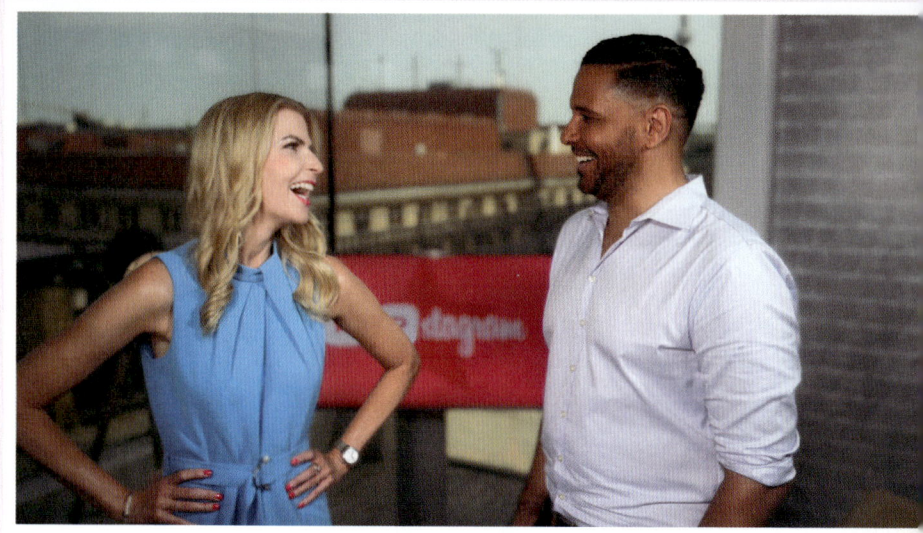

Mein liebster Kollege und guter Freund Kena Amoa, der mir immer zur Seite stand, und mit dem ich mein Format „VIPstagram" moderiere. Die Arbeit war für mich eine gute Ablenkung vom „K-Wort".

Der entscheidende Spazier-gang, auf dem ich meine Kinder einweihte ...

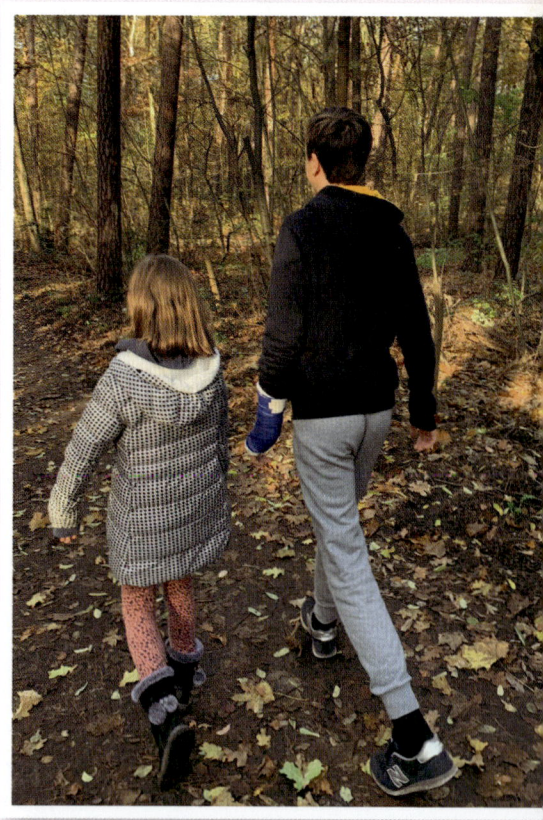

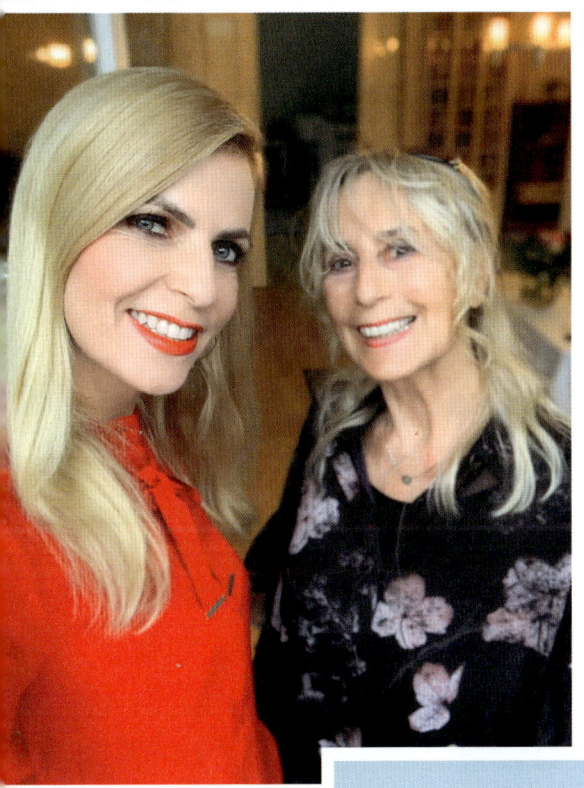

*Ohne meine Mutter hätte ich diese schwere Zeit niemals so gut durchgestanden. Sie war mein Fels in der Brandung. Danke, Mami!*

*Anja habe ich während der Chemo kennen- und schätzen gelernt. Wir haben jeden Montag zusammen gelitten, gefroren und gelacht. Diese tolle Frau ist mit Abstand das Beste, was mir aus dieser Zeit bleibt!*

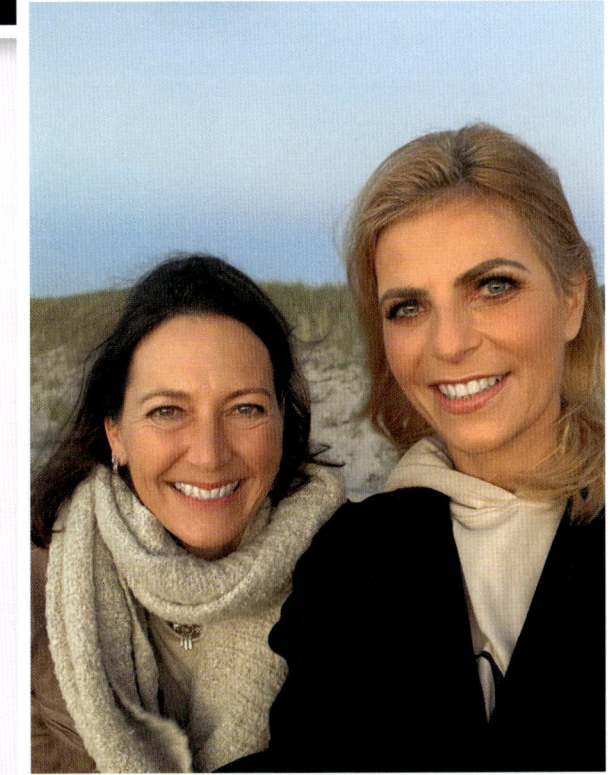

*Die Kühlkappe half mir, einen Großteil meiner Haare zu behalten ...*

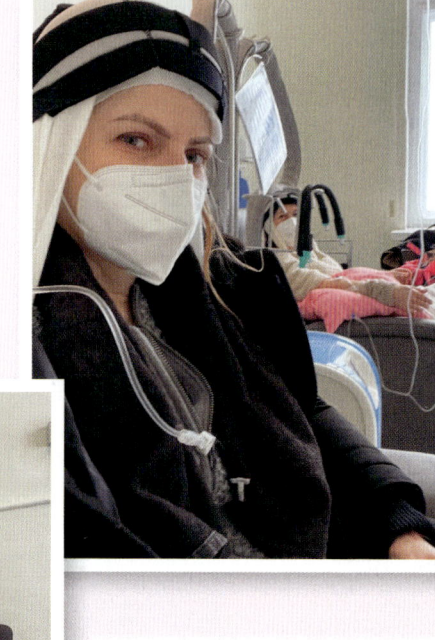

*... auch wenn es wirklich sehr kalt war und nicht einmal die Heizdecke gereicht hat, bin ich so dankbar, dass es diese tolle Erfindung gibt.*

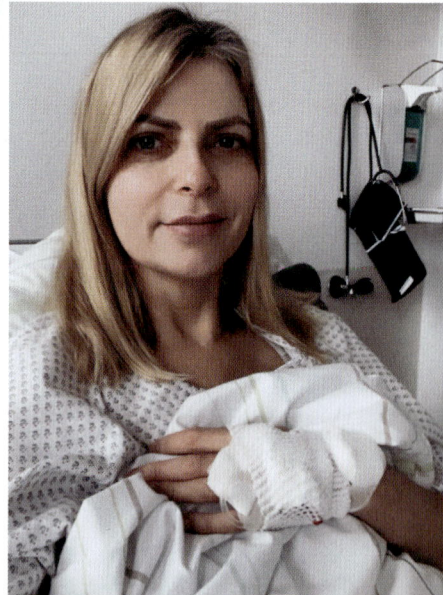

*Direkt nach der Operation. Wenn ich heute dieses Foto sehe, bin ich unendlich froh und stolz, dass ich das durchgestanden habe.*

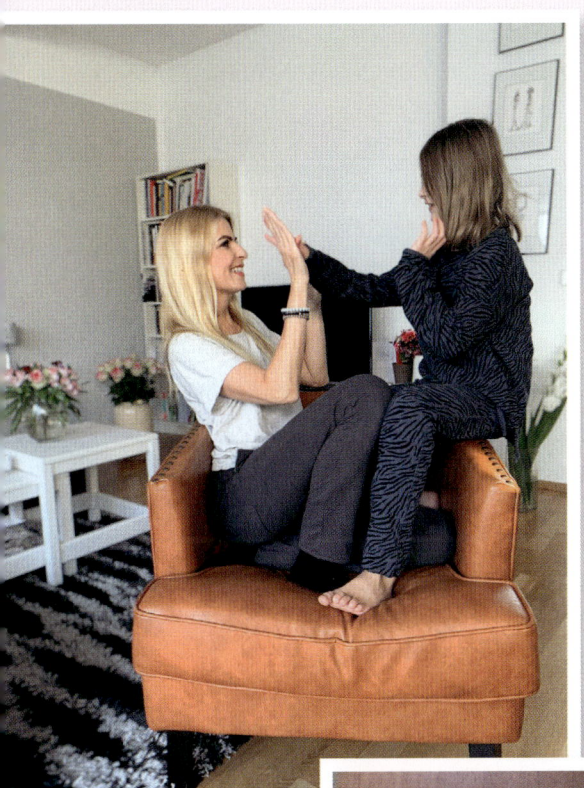

*Quality Time mit meiner Tochter – die Zeit mit der Familie war meine wichtigste seelische Stütze.*

*Meine Ernährung habe ich umgestellt. Das supergesunde Essen hat meinen Körper auf natürliche Weise unterstützt.*

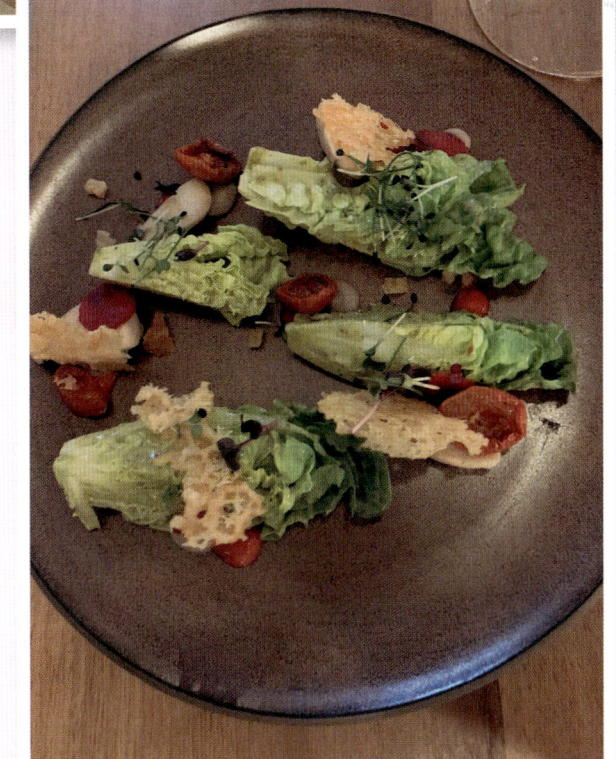

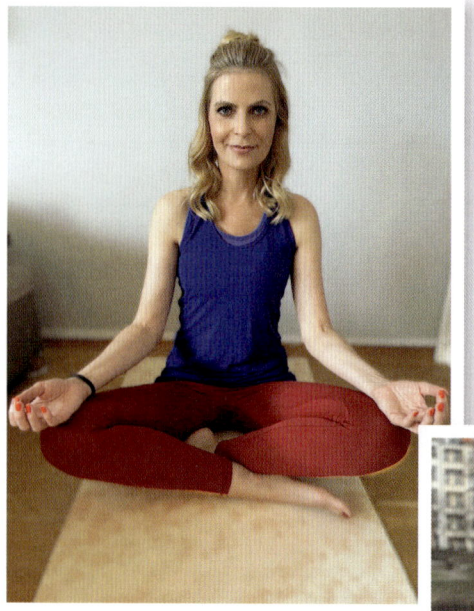

*Yoga und Meditation habe ich immer dann eingesetzt, wenn ich meine Mitte zu verlieren drohte. Heute ist es fester Bestandteil meines Alltags.*

*Die Gespräche mit meiner lieben Freundin Kerstin Linnartz sowie unsere Yoga- und Meditations-Sessions haben mich geerdet, mir meinen Weg gezeigt ...*

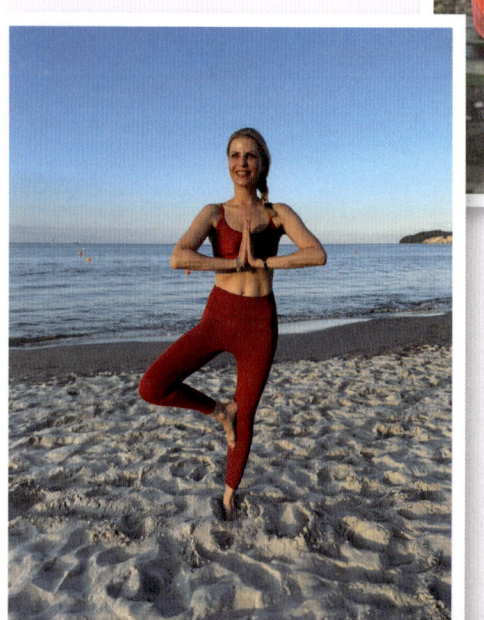

*... und irgendwann sogar zu meinem ersten Yoga-Retreat geführt, das mir wahnsinnig gutgetan hat.*

Raus in die Natur, so oft es ging – am liebsten mit unserem „Leihhund" Leia!

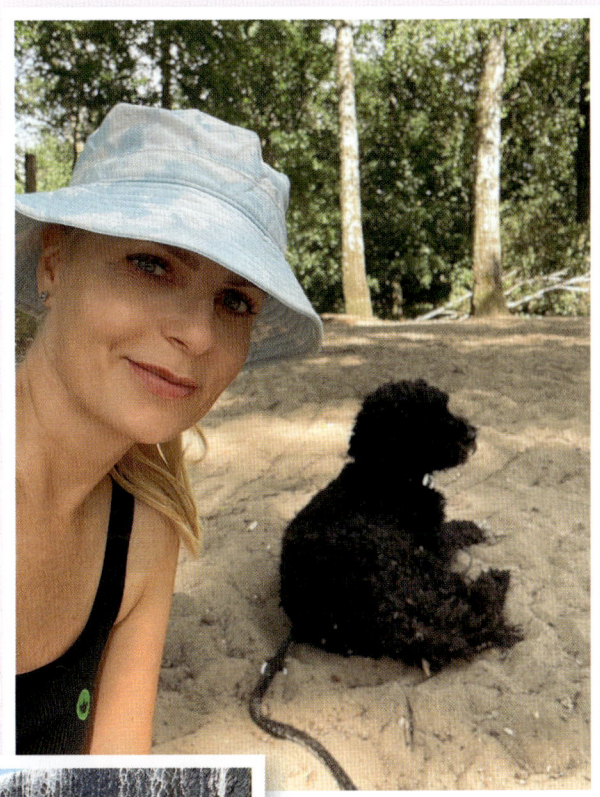

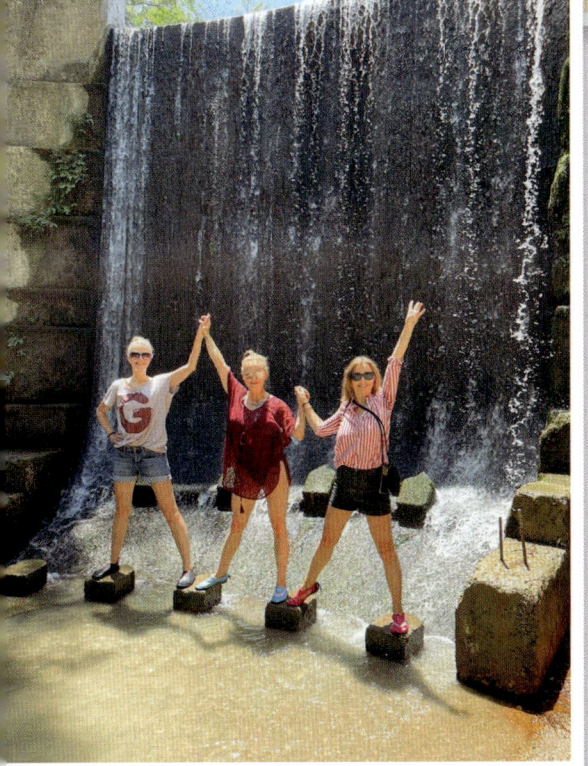

Der erste Urlaub nach den Behandlungen, in Griechenland mit meinen Freundinnen Regina und Tina. Sonne, Meer und unsere vielen Gespräche waren eine echte Wohltat.

*Friseurbesuch mit „Einsatz". Mit den coolen Haarsträhnchen fühle ich mich total wohl.*

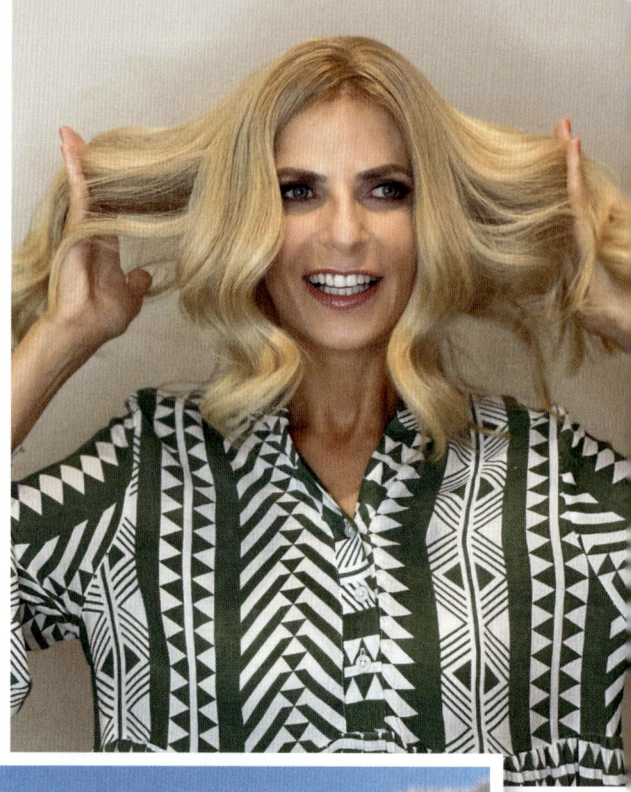

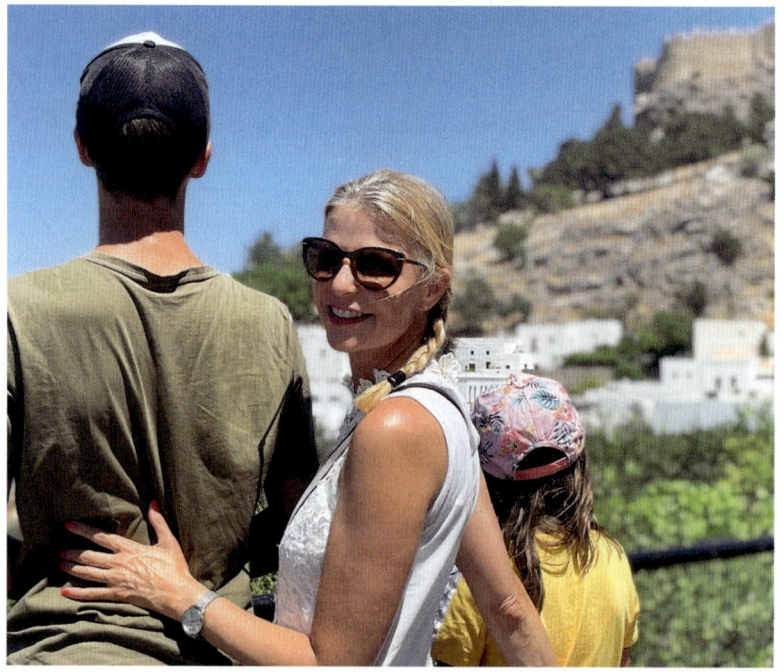

*Glücklich, dass alles hinter mir liegt! Wir haben es zusammen geschafft.*

deckte ich ein Waschbecken, daneben einen Fön und einen Tisch mit Mullbinden, Pflastern und Desinfektionsmittel. Dieser Geruch würde mich wohl ab sofort eine Weile begleiten ...

Sabine erklärte mir, dass wir nun erstmal meine Kappengröße herausfinden müssten. Ich probierte die erste Kühlkappe – die Chance, meine Haare hoffentlich zu behalten. Dafür befeuchtete Schwester Sabine zunächst meine Haare, indem sie mir Wasser darauf sprühte, bis alles klatschnass war. Dann kam die Spülung, um die an sich sehr eng sitzende Kappe etwas leichter überziehen zu können. Nun suchten wir eine passende Kappe für meinen Kopf. Ich war Typ M. Die Kappe kann man sich wie eine dicke Badekappe vorstellen. Darüber kam noch eine Haube, die das Ganze fixieren soll. Die wurde unter dem Kinn festgeschnallt. Es fühlte sich an wie ein zu eng sitzender Fahrradhelm, bequem war anders. Dann band Sabine das Konstrukt noch mit Mullbinden fest. Sie hatte dafür ihr ganz eigenes System. Wir begannen auf dem Kopf und zogen den Verband wie eine Schlaufe unter die eine Achsel, dann die andere. Nun saß meine Kopfbedeckung wirklich so fest, dass ich kaum mehr Bewegungsfreiheit hatte. Immerhin wirkte der Sessel recht einladend. Ich ließ mich nieder, dann wurde die Kälte aktiviert. An der Haube steckte nämlich ein Kabel, welches Sabine mit einem großen Gerät verband. Es sah wie eine Art Kühlschrank aus. Sofort spürte ich, wie die Kälte auf meinem Kopf zirkulierte. Eine gute halbe Stunde wurde so erstmal »vorgekühlt«. Bibber! Mein ganzer Kopf war binnen Sekunden eiskalt. Ich fröstelte überall.

Sabine schaute mich mitfühlend an: »Die erste Viertelstunde ist die schlimmste, danach wird es besser.«

Dann erst kam der Arzt und schloss eine Kanüle an dem Port an, durch den die Infusionen laufen sollten. Es zog etwas unangenehm, aber das ließ die nächsten Male zum Glück nach. Die Assistentin erklärte mir, welche Flüssigkeiten nun in mich hineinfließen würden. Willkommen Chemie! Die nächsten drei Monate würde ich unter anderem EC (Epirubicin und Cyclophosphamid) verabreicht bekommen, eine Chemiekeule, die dafür bekannt ist, die viel beschriebene Übelkeit bei den Patient*innen auszulösen. Danach war ein weiterer Chemozyklus von wieder zwölf Wochen mit dem Medikament Paclitaxel geplant. Der Arzt hatte mir erläutert, dass bewusst verschiedene Medikamente eingesetzt würden. Ich sollte mir das ähnlich wie beim Antibiotikum vorstellen. Wenn man immer das gleiche nimmt, wird man möglicherweise resistent dagegen. So kann es sich auch mit den Chemiekeulen verhalten. Deswegen bekommt man erst die eine, dann die andere – sicher ist sicher.

Die Kälte auf dem Kopf fühlte sich unangenehm an. Ich fror generell sehr schnell, und so wurde mir auch jetzt bitterkalt. Ich war natürlich gewappnet mit Heizkissen, Wintermantel und einer Decke. Ich hatte mich ja gut informiert. Trotzdem machte sich die Kälte in meinem ganzen Körper breit. Sogar meine Hände zitterten bis in die Fingerspitzen. Ich musste mich beim nächsten Mal wohl NOCH dicker einmummeln. Aber die Zeit verflog recht gut mit »Emily in Paris«, einer lustigen Serie, die mich hervorragend ablenkte. Ich schrieb noch ein paar Job-E-Mails auf dem Handy, und bis auf die Kälte war das ganze Prozedere echt okay. An diesem Morgen war ich allein im Zimmer. Regelmäßig kamen der Arzt oder Schwester Sabine, um die Infusionsbeutel auszuwechseln und nach mir zu sehen.

Nach knapp vier Stunden war alles in mir drin, was rein sollte. Ich fühlte mich ganz okay, etwas schlapp vom vielen Sitzen, aber ich hatte keine Schmerzen. Die Kühlkappe musste aber noch eine knappe Stunde länger »nachkühlen«, um die volle Wirkung zu entfalten. Erst dann wurde ich abgekabelt und konnte gehen. Die Haare durfte ich nur etwas trockenrubbeln beziehungsweise auf niedriger Temperatur anfönen. Hitze würde den Effekt der haarerhaltenden Maßnahme zunichtemachen.

»Wenn Sie Fieber bekommen oder Temperatur über 38 Grad, müssen Sie ins Krankenhaus«, sagte mir die Arzthelferin noch. Oha, das war mir nicht bewusst. Sie gab mir etwas gegen mögliche Übelkeit. Noch spürte ich nichts. Meine beste Freundin Karin wartete schon draußen vor der Tür. Da ich ihr eine Textnachricht geschickt hatte, dass ich mich wie ein Eisklumpen fühlte, hatte sie ihr Auto dankenswerterweise auf Saunatemperatur gebracht und schwitzte selbst etwas. UND: Sie trug einen Mundschutz. Ein komisches Gefühl. Wir sind seit über 20 Jahren so vertraut, und doch schaffte diese Chemo – und natürlich Corona – eine Barriere. Nicht für mich, sondern für meine Liebsten. Sie waren sich alle erstmals nicht sicher, wie sie sich verhalten sollen. Ich versuchte zunächst, Karin die Sorgen zu nehmen, mir ging es ja soweit okay. Nur etwas k.o. war ich.

Sie chauffierte mich heim. Ich hätte mir auch ein Taxi bestellen können, das hätte die Krankenkasse sogar gezahlt. Aber es tat so gut, jemand Vertrautes in dieser neuen Situation um mich zu haben. Meine Freundin fuhr mich durch den dichten Straßenverkehr, und ich erzählte ihr haarklein, wie die letzten Stunden verlaufen waren. Zuhause aßen wir gemeinsam. Karin hatte Gemüseauflauf mitgebracht. Ehrlicherweise hatte ich sogar ziemlich großen Hunger. Schwester Sabine hatte mir gesagt, dass viele Chemopatientinnen zunehmen würden: Das liegt einerseits am Cortison, das wir nehmen. Und andererseits an der Tatsache, dass Essen oft gegen Übelkeitsattacken hilft, die mich später auch noch begleiten sollten. Natürlich gibt es auch das Gegenteil. Damit wollte ich mich jetzt aber nicht beschäftigen. Für heute hatte ich es geschafft und fühlte mich gut, aber schlapp. Ich legte mich erstmal hin. Ja, jetzt merkte ich sie, die Giftkeule in meinem Körper – sie macht müde. Unendlich müde …

# Erste Chemo-Nebenwirkungen –
# Bewegung und Natur helfen

Ich horchte von da an genau in meinen Körper hinein. Er fühlte sich vor allem sehr schlapp an, und die ersten beiden Tage nach der Chemo war mir dauernd übel – ähnlich der Schwangerschaftsübelkeit in den ersten Wochen. Häufig rannte ich zur Toilette, weil ich mir sicher war, mich jeden Moment übergeben zu müssen. Über der Toilettenschüssel hängend kam aber nichts. Einfach nur furchtbar, dieser Zustand. Ich nahm aber auch die Medikamente nicht, die mir die Praxis für genau diesen Fall mitgegeben hatte, weil ich nicht noch mehr »fieses Zeug« in mich reinpumpen wollte. Was eigentlich Quatsch war, wie ich mir jetzt im Nachhinein denke. Warum quälen? Mein Körper lief auf Sparflamme. Erst am dritten Tag merkte ich, dass langsam eine gewisse Normalität zurückkehrte. Die Übelkeit wich nach und nach. Am Freitag überredete ich mich selbst zum Joggen. Sport und Bewegung seien gut während der Chemotherapie, haben mir die Ärzte gesagt. Doch meine Beine fühlten sich schlapper an denn je. Ich lief langsam, aber ich schaffte fünf Kilometer und war stolz, fast wie früher bei den Bundesjugendspielen. Es hat mich so viel Überwindung gekostet, allein in meine Laufklamotten zu schlüpfen. Aber es war ein Stück »altes Leben«, meine alte Laufstrecke um den schönen See im Grünen, meine alte Gewohnheit. Es fühlte sich so gut an. Das Wochenende war sowieso klasse. Samstag und Sonntag werden ab sofort meine Lieblingstage, beschloss ich. Aber nicht aus Gründen wie früher, weil ich ausschlafen und feiern gehen konnte. Sondern weil mein Körper sich nur an diesen beiden Wochentagen halbwegs normal anfühlte.

Der Montagmorgen wurde ebenfalls bald zur Routine. In meiner dritten Sitzung lernte ich eine Leidensgenossin kennen: Anja. Seitdem waren wir Sisters-in-Chemo-Crime. Den ersten Moment unserer Begegnung werde ich nie vergessen: Ich war quasi schon ein Kühlkappen-Chemo-Profi und wusste, dass die erste Sitzung hart ist, vor allem, weil man einfach nicht weiß, was auf einen zukommt. Und Ungewissheit macht unsicher. Anja ist Anfang 50, eine tolle, lustige und kluge Frau. Ihre warmen braunen Augen musterten mich damals aufmerksam in dem Praxiszimmer, wir waren uns auf Anhieb sympathisch. Ich merkte sofort, wie es ihr ging, und erklärte ihr, wie das hier »so läuft«. Immer verbunden mit ein paar Scherzen. Die nächsten vier Stunden quatschten wir viel, tauschten Serientipps aus und lachten auch mal herzhaft. Später hat sie mir gesagt, dass sie selten so froh über einen Menschen war wie in dem Moment. Die Chemo, äh, die Chemie hat zwischen uns einfach gestimmt. Egal wie, wir haben uns angefreundet zwischen Infusionsbeuteln, Kühlkappengeräten und Ärzte-Talk. Auch mir hat es viel Kraft gegeben, den Happy Monday mit jemandem zu teilen, der das Gleiche durchmachte wie ich. So oft haben wir uns gegenseitig Snacks gegeben, neueste Wissenschaftsberichte zitiert und uns ausgetauscht – was man eben so macht in rund fünfstündigen Chemositzungen. Anja und ich verbrachten ab da die Montage zusammen, hielten uns per WhatsApp ständig auf dem Laufenden über unsere »Wehwehchen« oder Fortschritte und waren füreinander da.

Ich nutzte die besseren Tage, um meinen Körper halbwegs fit zu halten. Natürlich meinten die Ärzte mit »Bewegung ist gut« keinen Höchstleistungssport. Aber wie heißt es so schön: Wer rastet, der rostet!

Je nach Chemophase sollte es da bei mir so ziemlich alles geben: Wochen, in denen mir jegliche Form von Bewegung extrem schwerfiel, und dann wieder Momente, in denen ich hochmotiviert war und eine Stunde Online-Sport straight durchgezogen habe! Immerhin wurde Yoga eigentlich schon ab der Diagnose mein ständiger Begleiter. Mal ein Sonnengruß, den herabschauenden Hund oder den Krieger – das kriegte ich hin. Manchmal sogar eine Stunde, wenn auch in SEHR langsamem Tempo. Rückblickend bin ich sehr froh, dass ich es geschafft habe, mich durchgängig zu bewegen. Manchmal musste ich mich dazu selber überreden und motivieren. Selbst an Tagen, an denen es mir wirklich sehr schlecht ging, habe ich es abends zumindest geschafft, spazieren zu gehen. Das wurde eine Art Ritual. Meine »Me-Time«. Tagsüber musste ich ja auch wegen meiner Kinder immer noch irgendwie funktionieren, Essen kochen, Homeschooling und selber arbeiten. Abends mummelte ich mich dann dick ein, schnappte mir mein Handy, machte eine Gehmeditation oder rief liebe Menschen an, die von der Erkrankung wussten: ob meine Freundin Kim in den Hamptons, meinen Cousin Oliver in Kassel oder mein Patenkind Ella in Sydney. Das war mein abendlicher Booster – eine Kombi aus Frischluft, Bewegung und mentaler Unterstützung.

Überhaupt versuchte ich in dieser Zeit, sooft es nur ging, ins Grüne zu gehen. Wir wohnen ja mitten in der City, und auch wenn ich das urbane Leben mit all seinen Vorteilen liebe, brauchte ich die Stunden zum Auftanken in der Natur – mehr denn je. Das sogenannte »Waldbaden« zelebrierte ich mit meinen Kindern. Wir schnappten uns oft die süße Leia und gingen im Park oder im Wald spazieren. Regelmäßig eine grüne Dosis wirkte wie Medizin auf mich. Es ist ja nun bekannt, dass das Stresshormon Cortisol dadurch gesenkt wirkt und Naturerlebnisse unsere Stimmung heben und uns auch ein Stück weit toleranter werden lassen. Ich spürte in dieser Zeit, dass es mir nach unseren kleinen Ausflügen viel besser ging. Zwar war ich oft vom »Marschieren« k.o., aber es fühlte sich gut an. So wie früher nach einer großen Joggingrunde. Natürlich wurden meine Chemo-Nebenwirkungen dadurch nicht weniger, aber mich entspannten die Stunden draußen ungemein.

TIPP Ich kann nur jedem empfehlen, egal bei welchem Wetter – regelmäßig die Natur aufzusuchen. #Stimmungsbooster

INTERVIEW

**STEFAN EISENDICK**
Physiotherapeut und Personal Trainer, Berlin

**T. B.: »Bis vor einigen Jahren galt noch: möglichst schonen und nicht zu viel Bewegung während einer Chemotherapie. Wie hat sich das gewandelt und warum?«**
STEFAN EISENDICK: »Primär haben verschiedene Studien in den letzten Jahren gezeigt, dass Bewegung im Allgemeinen und Sport sich während der Therapie positiv auf bestimmte Symptome wie körperliche Schwäche, Übelkeit, Erbrechen und Fatigue (übermäßige Müdigkeit, Erschöpfung und Antriebslosigkeit) auswirken können. Man darf das aber auch nicht pauschalisieren, da jede*r Patient*in eine andere Ausgangslage hat. Es gibt

daher auch Patient*innen mit einer diesbezüglichen Kon-
traindikation.«

**T. B.: »Welche Sportarten können Sie während der
Chemotherapie und der anschließenden Behandlung
am ehesten empfehlen?«**

STEFAN EISENDICK: »Am besten geeignet sind Ausdau-
ersportarten wie Nordic Walking, Joggen, Schwimmen,
aber auch Yoga zur Verbesserung der Beweglichkeit.«

**T. B.: »Ich habe mich streckenweise SEHR schlapp
und elend gefühlt. Wie kann man sich in so einer
Situation aufraffen und motivieren?«**

STEFAN EISENDICK: »Das ist eine sehr gute und
schwierige Frage zugleich. Das hängt auch ein bisschen
damit zusammen, ob man sich vorher schon aktiv bewegt oder Sport getrieben hat. Diesen Patient*innen fällt
es sicher leichter, aktiv bleiben zu wollen. Die anderen
sollten versuchen, es als Möglichkeit zu sehen, mal den
Kopf frei zu bekommen und sich abzulenken, beim Spazierengehen.«

**T. B.: »Wenn fast gar nichts mehr geht, welche Art
von Bewegung wäre dann die beste?«**

STEFAN EISENDICK: »Die Erhaltung der körperlichen
Mobilität ist ganz wichtig. Was genau man macht, hängt
dann auch individuell davon ab, was geht. Aber Yoga,
spezielle Dehnungen, oder einfach nur Spazierengehen
sind gute Möglichkeiten zur Bewegung und können individuell angepasst werden.«

**T. B.: »Nach der Behandlung: Wie geht es dem Kör-
per und muss er noch geschont werden?«**

STEFAN EISENDICK: »Der Körper ist durch die Behandlung sehr gestresst. Jeder muss individuell für sich
entscheiden, was und in welchem Umfang möglich ist,
und auf sich selbst hören.«

T. B.: »Wie baut man einen extrem geschwächten Körper nach langer Krankheit beziehungsweise Behandlung am besten auf?«

STEFAN EISENDICK: »Eine gesunde Ernährung ist dabei ganz wichtig, unbehandelte Lebensmittel, Vollkornprodukte usw. Der Körper benötigt jetzt viele Vitalstoffe, Antioxidantien und ausreichend Vitamin D, um wichtige Funktionen des Körpers wieder in Schwung zu bringen, die eigene Immunabwehr zu stärken und Regulationsmechanismen des Körpers in Gang zu setzen. Es sollte auch ausreichend stilles Wasser getrunken werden, gut 1,5 bis 2,5 Liter, damit der Körper die Giftstoffe über den Urin ausscheiden kann, auch für einen gesunden Schlaf sollte man sorgen sowie viel Bewegung und Ausdauersport zur Verbesserung der Herz-Kreislauftätigkeit und des Stoffwechsels.«

# Selbstsuggestion: Alles passiert im Kopf

Die schwerste Aufgabe war für mich, das Kopfkino aus-
zuschalten. Ich halte mich für mental stark, aber mir ge-
lang es nur bedingt, Gedanken an meine Krankheit, die Mistbeule, und mögliche schlimme Folgen auszublenden oder
schnell weiterziehen zu lassen, wenn sie denn kamen. Und sie
kamen oft. Zu viele »Versuchungen« gab es überall um mich
herum, die mich an den Ernst meiner Situation erinnerten.
Filme, Artikel, Werbeplakate, unbedachte Sätze von Freunden. Eine enge Freundin holte beispielsweise direkt Horrorstories von Fällen aus ihrer Familie hervor, als ich ihr von
meiner Erkrankung erzählte. Das schockierte mich wirklich.
So hatte ich sie nicht eingeschätzt! Aber das lernt man in dieser Zeit eben auch: Nicht jeder kann so reagieren, wie man
es vielleicht erwartet. Bei solchen Negativbeispielen wurde
ich aber früh sehr rigoros und sagte immer recht schnell: »Ich
möchte das nicht hören!« Natürlich war mir stets bewusst: Ich
trage eine tödliche Krankheit in mir. Das war allgegenwärtig,
und es machte mir Angst! Manchmal noch heute. Aber um
der Angst nicht noch mehr Raum zu geben, habe ich versucht, mir meinen Optimismus nicht nehmen zu lassen, mental stark zu sein. Das ist ein echter Knackpunkt: Was im Kopf
passiert, kann man nämlich wirklich beeinflussen!

Ich befasste mich immer mehr mit mir selbst. Meine Meditationen, die Gesprächstherapie und die Organetik halfen

mir bei meiner Reise zu mir selbst. Denn ich wusste, nur wenn ich wieder in meiner Mitte und mit mir im Reinen bin, würde ich überhaupt die Kraft haben, meinen stressigen Alltag zu bewältigen. Es ging aber nicht nur ans Eingemachte, also an meinen Seelenhaushalt, sondern auch darum, wie ich meinen stressigen Alltag entzerren konnte. Ihr könnt euch sicher vorstellen, dass ich bis dato als alleinerziehende Mama von zwei Kindern wirklich wenig Freizeit hatte. Den Job musste ich ja »neben« dem Haushalt auch noch managen. Das sah dann oft so aus, dass ich abends, wenn die Kinder schon im Bett waren, noch lange am Schreibtisch saß, um überhaupt alles hinzukriegen. Oft musste mein Schlaf dran glauben. Keine Frage, mein Alltag war vollgepfropft und stressig. Nachmittags mutierte ich oft zur Taxifahrerin für meine Kinder. Hier die Klavierstunde, da das Basketballtraining … Berlin ist groß, und zumindest meine Tochter wollte ich noch nicht kreuz und quer mit der U- oder S-Bahn durch die Großstadt schicken. All die Termine wie Elternabende, Verabredungen mit Freunden, Einladungen zu Kindergeburtstagen – das lief über mich. Ich war quasi die Schaltstelle, und das fand ich gar nicht so schlimm. Denn mir liegt es grundsätzlich sehr, Dinge zu organisieren. Und welche Mama ist schließlich nicht happy, wenn es den Kindern gut geht? Unterm Strich blieb aber in diesem Alltagskorsett extrem wenig Zeit für meine Bedürfnisse. Ich wusste, dass ich etwas tun musste, aber das WIE fehlte mir. Meine Freundin Annett Möller, die auch Systemischer Coach ist, half mir weiter. Ich lernte durch die vielen Fragen und Perspektivwechsel in den Sitzungen, wie ich mein Verhalten ändern und mir selbst helfen konnte. Es waren nur kleine Stellschrauben, an denen ich drehte. Gleichzeitig brachten sie mir Erleichterungen, und ich fand Lösungen, wie ich in meinem täglichen Leben ein klein wenig Raum für mich schaffen konnte, um wieder Kraft zu sammeln. Genau das hatte ich in der Vergangenheit oft vergessen. Ich fand so beispielsweise heraus, wie ich besser kleine Pausen in meinen Tag integrieren konnte, um einmal durchzuatmen. Genau das vergessen wir ja oft im stressigen Alltag. Aber auch ein bisschen Me-Time ist besser als gar nichts.

Auch meine Hörbücher zur Selbstsuggestion wie zum Beispiel »Das Prinzip Placebo« stärkten mich mental. Ich lud eine Vielzahl von anderen Hörbüchern auf mein Handy, so dass ich sie immer parat hatte. Klar, ich hatte nicht sooo viel Zeit, aber es gibt eben inzwischen so unglaublich viele tolle digitale Möglichkeiten: die App »Blinkist« zum Beispiel, in der in 10 bis 15 Minuten die Essenz von Büchern wiedergegeben wird, war mir eine echte Hilfe. Und so habe ich mir immer wieder eingeredet: Du packst das, du gewinnst den Kampf gegen diese tückische Krankheit. Das hat wirklich geholfen.

Es gibt eine Vielzahl von mentalen Unterstützungsmöglichkeiten, ob der Sozialdienst des Arbeitgebers (soweit vorhanden) oder des Krankenhauses, Online-Kurse oder Coachings jeder Art, auch die virtuelle Selbsthilfegruppe »yeswecan!cer«. Ich habe gemerkt: Ich brauche diese Tiefe, diese Tipps – auch für die Zukunft.

> **TIPP** Befasse dich nicht mit den Negativ-Stories! Krebs ist ein Arschloch, ja, aber in diesem Fall gilt: Only good news are good news.

Was mir definitiv Hoffnung gemacht hat, war die Tatsache, dass meine Behandlung von Beginn an »anschlug«. Vor der dritten Chemotherapiesitzung schaute mein Arzt per Ultraschall auf den Tumor. Und ich bekam die wohl beste Nachricht seit Wochen, ja, seit Monaten: Die Mistbeule hatte sich bereits verkleinert! Die Chemo funktionierte! Das Volumen des Tumors hatte sich reduziert. Mein Arzt war sehr zufrieden. Dass es so schnell ging, war nicht selbstverständlich. Ich jubelte innerlich – und musste aus tiefstem Herzen lächeln, seit Langem zum ersten Mal wieder. Mit einer Art siegessicherem Gefühl ließ ich in den nächsten Sitzungen die Chemie in mich hineinlaufen und stellte mir vor, wie es wohl werden würde, wenn ich nicht mehr jeden Montag herkommen müsste. In Gedanken machte ich schon Pläne: Ich sah mich im Sommer mit meinen Kindern am Strand liegen, einen Cocktail schlürfen und das Leben in vollen Zügen genießen. Bilder im Kopf. Schöne Bilder. Bis es aber so weit war, musste sich mein Fremdkörper noch komplett verabschieden, ich musste weiter durchhalten und mich auch gedanklich immer wieder fit machen.

Meine Selbstsuggestion, mein positives Mindset, aber insbesondere auch die Meditationssitzungen bei Kerstin gaben mir während dieser Zeit der reinsten Achterbahnfahrt der Gefühle die nötige Zuversicht. Dank ihrer Hilfe »beamte« ich mich gedanklich sehr weit weg an schöne Orte, mein Geist konnte sich ausruhen. So erklärte Kerstin mir das immer. Sobald ich wieder ganz im Hier und Jetzt war, sprachen wir über die Bilder, die ich gesehen hatte, oder die Gedanken, die kamen.

An einem Tag im dunklen Berliner Winter hatten wir eine sehr intensive Sitzung. Kerstin gab mir mit Reiki noch zusätzlich Energie. Reiki ist eine von vielen Formen der sogenannten »Energiearbeit« und der Techniken des Handauflegens. Kerstin berührte mich sanft und atmete sehr tief. Während sie das tat, was ich kaum merkte, hatte ich folgendes Bild vor Augen: Ich sah ein dickes Tau, das in sich verknotet war. Am Ende der Sitzung sah ich vor meinem geistigen Auge, wie sich der Knoten löste. Auch Kerstin hatte während der Sitzung etwas gespürt. Ihr kam der Tumor vor wie ein verschrecktes Vögelchen, das wir frei fliegen lassen sollten. Ja, es sollte weg! Genau das wollte ich! Bei vorherigen Sitzungen hatte die Stelle, wo der Tumor saß, immer gefühlt etwas Aggressives, etwas, das sich gegen mich richtete. Diese Session war daher ein echter Durchbruch, sie deutete einen Wendepunkt an. Ich war emotional total aufgewühlt. »Wegfliegen«, »entknoten« – diese Metaphern fühlten sich für mich sehr gut an.

TIPP

Meditiere und atme bewusst, sooft es geht.

Mentale Stärke wurde in der Woche darauf wichtiger denn je! Diesmal fühlte sich die Chemo mit all ihren Nebenwirkungen an wie ein harter Knockdown. Trotz Tabletten ging es mir schlecht. Und zwar nicht nur am Dienstag und Mittwoch nach der montäglichen Sitzung – sondern durchgehend bis zum Wochenende. Vor allem die Übelkeit zermürbte mich. Mir war permanent schlecht, und es fühlte sich zudem so an, als hätte mir jemand meine komplette Energie aus dem Körper gesaugt. Mir war plötzlich alles zu viel. Das hatte es noch nie gegeben. Und das war für mich, die ich immer alles gewuppt kriege, ein absoluter Albtraum. Das Aufstehen wurde zur Belastungsprobe, morgens Brote schmieren, der Wettlauf mit der Zeit, Mina zur Schule bringen – ein Marathon! Ich fragte mich, was anders war. Und bekam nach einem Telefonat mit meinem Arzt schnell die Antwort: Die Chemie drang nun tiefer in meinen Körper ein, regelrecht bis in die Knochen. Und das belastete mich kolossal. Sollte das jetzt etwa der Alltag für die nächsten Wochen und Monate werden? Panik machte sich in mir breit. Ich musste für die kommenden Tage schnell eine Lösung finden.

Zudem stieg die Zahl der Corona-Fälle in Minas Schule rapide an. Meine Tochter machte einen Corona-Schnelltest, der zum Glück negativ war. Doch mir war klar: Mich würde COVID-19 jetzt völlig umnieten. Ich musste jetzt irgendetwas ändern. Arbeiten, zwei Kinder versorgen plus Chemo in Pandemiezeiten – das wurde auf Dauer einfach zu viel.

Zu meiner Entlastung trafen wir gemeinsam in der Familie eine Entscheidung: Mina ging ab sofort unter der Woche für ein paar Tage zu meinen Eltern. Vor allem meine Mama war dabei eine riesige Stütze. Mina freute sich auf die Zeit mit Oma, denn, klar, dort war Verwöhnprogramm angesagt. Aber meine Mutter wuppte auch das Homeschooling, friemelte sich in Videokonferenzen und Webseiten ein und machte einen Mega-Job mit meiner Jüngsten. Mich entlastete das enorm. Wir beschlossen, meine Tochter vorerst auch komplett aus der Schule zu nehmen. Zu dieser Zeit konnten Eltern ja selber entscheiden, ob die Kinder in der Hochphase der Pandemie in die Schule gehen sollten oder nicht. Nicolas hatte bereits Corona gehabt und Antikörper gebildet. Daher hatte ich bei ihm keine großen Befürchtungen, dass er den Virus ins Haus schleppte. Aber ich war weiter extrem vorsichtig, trug eine FFP2-Maske auf der Straße und sobald jemand auch nur in meine Nähe kam.

# Und was ist nun eigentlich mit der Arbeit?

Dann war da noch die Sache mit meiner Arbeit. Meine Chefs wussten bis jetzt noch nichts. Doch nun, rund drei Wochen nach der ersten Chemotherapie, als mir alles zu viel wurde, war mir klar: Ich musste auch hier mit der Sprache herausrücken. Und das fiel mir wirklich schwer. Das lag einerseits daran, dass ich selbst immer noch mit der Diagnose, der Behandlung und meinem «neuen» Körpergefühl, der schlappen, energielosen Tanja, die es bis dahin einfach so nicht gab, klarkommen musste. Andererseits hatte ich im Kopf, dass die »Gefahr« bestünde, dass es dann die Runde machte. Der berühmte Flurfunk! Und ich wollte »mein Geheimnis« hüten.

Es gab aber auch gute Seiten, wenn ich offen war: Sobald es der Arbeitgeber weiß, ist man ein wenig geschützter. Verständnis kann man schließlich nur erwarten, wenn das Gegenüber weiß, womit es zu tun hat. Ich hatte mit meinen Ärzten besprochen, dass ich grundsätzlich gern weiterarbeiten wollte. Nicht in dem Tempo und Umfang wie vorher – das war mir jetzt auch sehr klar, dass das nicht mehr ging. Aber meine wöchentliche Sendung, »mein Baby«, wollte ich dennoch irgendwie weiter moderieren und redaktionell betreuen. Zugute kam mir da auf jeden Fall, dass mein langjähriger Moderationskollege Kena Amoa auch mein bester Freund ist und wir ein super Team haben. Natürlich war mir bewusst, dass mein Job vor der Kamera auch bedeutete, dass mich jetzt sehr viele Menschen quasi bei der Chemo »begleiten« würden. Ich beschloss dennoch, dass jetzt der Zeitpunkt gekommen war, mich meinen beiden Chefs anzuvertrauen. Dafür hatten wir einen Video-Call angesetzt. Betreff: »Ich muss euch was Persönliches sagen.« Das Zoom-Meeting war für 17 Uhr eingetragen. Mit schwitzigen Händen saß ich am Laptop. Als ich in ihre freudestrahlenden, erwartungsvollen Gesichter blickte – sie rechneten wohl eher mit einer positiven Nachricht –, wurde mir ganz flau im Magen. »Leider ist das hier kein fröhlicher Anlass«, begann ich zögerlich. »Ich habe Brustkrebs.« Schweigen. Erschrockene Gesichter. »Damit haben wir nicht gerechnet«, sagte einer der beiden dann mit stockender Stimme. Ich fing an zu erklären, um die Situation ein Stück weit aufzufangen. Meine Chefin erzählte schließlich von positiven Fällen aus ihrem Bekanntenkreis, und unser Gespräch nahm eine unbeschwertere Wendung. Großartig fand ich vor allem, dass sie nicht nur verständnisvoll reagierten, sondern mir sogleich suggerierten, sie würden mir in Sachen Arbeit komplett freie Hand lassen – ohne jeglichen Druck. Kurz bevor unser Meeting endete, meinte mein Chef noch: »Tanja, wenn irgendetwas ist, dann kannst du dich jederzeit melden und wir finden eine Lösung!« Da kullerten bei mir zwei, drei Tränchen die Wangen runter. Es waren Tränen der Erleichterung und auch der Rührung. Das tat so gut. Auch, dass es an der Stelle endlich raus war! Für mich bedeutete Arbeit immer ein Stück Normalität, und von daher war sie mir unfassbar wichtig. Sie gab mir den nötigen Halt im Alltag, eine Struktur. Um keinen Preis wollte ich komplett aufhören zu arbeiten. Ich liebe meinen Job! Aber ich kann jeden verstehen, der sich aufgrund des terminlichen, körperlichen und psychischen Hürdenlaufs und aufgrund des Kummers anders entscheidet.

In Corona-Zeiten bedeutete mein Job allerdings auch, dass ich regelmäßig ins Studio musste, von einer Maskenbildnerin geschminkt und frisiert wurde und dann mit einer Technikmannschaft zusammenarbeitete – somit also dauernd mit allerlei Menschen in engem Kontakt war. Natürlich waren die Hygieneauflagen hoch. Aber es blieb letztlich immer ein gewisses Restrisiko, dass man sich ansteckt, wenn man zusammen in einem Raum arbeitet. Vor allem, wenn man sich dabei näher kam – so wie mit der Make-up-Artistin beispielsweise. Selbst sie merkte ganz lange nichts. Meine Chefs schlugen vor, dass wir hier verstärkt Corona-Schnelltests einsetzten. Das beruhigte mich. Jedes Mal, wenn ich arbeitete, wurde das gesamte Team getestet. Außer Kena ahnte niemand, wie es mir wirklich ging. Und das gefiel mir. Denn ich wollte gar keine Extrawurst. Ich durfte mich an diesen Tagen ganz normal fühlen. Wie früher eben. Purer Luxus!

Professionell gestylt zu werden war gerade in diesen elenden Zeiten auch ein Segen. Denn ich sah danach immer so aus, wie ich mich gern fühlen wollte. Das war mir nie so bewusst wie zu jener Zeit. Es war so toll, die »alte« Tanja im Spiegel zu betrachten. Meine Haare waren dank der Kühlkappe noch gar nicht ausgefallen, was für ein Glück. Mit »der Maske« konnte ich über Gott und die Welt quatschen. In solchen Momenten war meine Krankheit unfassbar weit weg, das war Balsam für die Seele. Es tat so gut, einmal andere Themen als meine Krankheit im Kopf aufpoppen zu lassen. In unserer Sendung geht es um Stars, ihre Geschichten und News in der VIP-Welt: Viel bunter geht es ja gar nicht.

Zusammen mit Kena stand ich also weiterhin wöchentlich vor der Kamera. Bei ihm fühlte ich mich sicher. Auch in Momenten, in denen es mir nicht so gut ging. Denn natürlich übermannte mich auch hin und wieder eine meiner Übelkeitsattacken im Studio. Einmal war es besonders schlimm: Unsere VIP-Gäste waren ins Studio zugeschaltet, wir hatten eine prominente Dame, die Ex-Frau eines bekannten Tennisspielers, zu Gast. Sie meldete sich fröhlich aus London und sollte in unserer Sendung eine kleine VIP-Bombe platzen lassen. Nach einer Minute merkte ich, dass mir schlecht wurde, richtig schlecht, und ich damit auch gedanklich total abbaute. Ich konnte nur noch an eines denken: Ich muss erbrechen. Kena, der grundsätzlich immer die Ruhe bewahrt, blickte zu mir rüber und schien zu antizipieren, was gerade mit mir geschah. Normalerweise stellen wir abwechselnd die Fragen, sind beide im Redefluss und ergänzen uns perfekt. Ich sage immer: Wir sind ein echtes Dreamteam. Das ist in der Medienbranche wirklich nicht alltäglich, und wir sind beide total dankbar dafür, dass wir uns gegenseitig nicht die Butter vom Brot nehmen und uns Erfolge von Herzen gönnen können. In dem Moment jedenfalls stammelte ich nur noch gequält eine Frage in die Kamera. Dann ging nicht mehr viel bei mir. Kena fing die Situation gekonnt auf, packte mich in den Hintergrund und talkte routiniert mit unserem Star weiter, so als gäbe es mich nicht. Nach einem gemeinsamen »Byebye«, zu dem ich mich noch aufraffen konnte, rannte ich direkt auf die Toilette. Es war einfach kein guter Tag für mich. Wieso musste ausgerechnet ich diese blöde Mistbeule haben?

Aber das Ergebnis, unsere Sendung, die einige Stunden später on air ging, war trotzdem sehr erfolgreich. Das hat mich dann wieder ein Stück weit getröstet. Ich hatte die Moderationstage im Studio schon so weit weg wie möglich von den Chemotagen gelegt, aber die Nebenwirkungen wurden mit der Zeit einfach immer heftiger. Und vermeintlich gute Tage gegen Ende der Woche wurden unvorhersehbar! So ein Tief wie bei dieser Aufzeichnung hatte ich in den ganzen Monaten zum Glück nicht mehr. Und ich hatte seitdem immer kleine Snacks gegen Übelkeitsattacken, gern Nüsse und Datteln, bei mir. Tatsächlich half mir das meist, wenn es ganz schlimm wurde, für den ersten Moment.

Rückblickend würde ich es immer wieder genauso machen: bei der Arbeit kürzer treten, aber nicht aufhören. Mich hat das motiviert und abgelenkt, was natürlich auch daran liegt, dass ich meinen Job wirklich gerne mache. Und wenn man dann so verständnisvolle Chefs hat und Arbeitskollegen, die einen auffangen in speziellen Situationen, kann ich es nur empfehlen – sofern man sich stark genug dazu fühlt.

# Gesunde Ernährung hilft!

Wie jeden Montagmorgen lief ich mit meiner vollgepackten Tasche zur Chemo-Ambulanzpraxis und wie jede Woche wurden vor der Infusion meine Blutwerte gecheckt. Leider waren sie dieses Mal sehr schlecht. Die Leukozyten, also die weißen Blutkörperchen, dürfen einen gewissen Wert nicht unterschreiten, sonst wird die Behandlung nicht durchgeführt. Meine lagen an dem Morgen erstmals drunter – das hieß für mich: eine Runde aussetzen! Der Körper musste sich erstmal erholen. Dieser schlechte Wert erklärte auch, warum es mir die letzten Tage so furchtbar ging. Und die Nachricht haute mich ziemlich um. Jede Woche eine Chemotherapiesitzung bedeutete nämlich für mich: Ich komme jede Woche meinem Ziel, den Krebs zu besiegen, ein Stück näher. Eine Woche verzichten hieß im Umkehrschluss, dass ich länger machen musste. Und das wollte ich so gar nicht.

Was ich dagegen tun könne, fragte ich den Arzt. »Wie sieht es denn mit Ihrer Ernährung aus?«, wollte er wissen. »Momentan rein vegan!«, antwortete ich. Ich habe viel über die richtige Ernährung während einer Krebsbehandlung gelesen. Und: Es gibt nicht DIE eine richtige Ernährungsweise. Aber es existieren natürlich schon ein paar Parameter, auf die man achten sollte. »Essen Sie ab und zu mal ein gutes Stück Fleisch«, gab mir der Onkologe noch mit auf den Weg. »Und nächste Woche sehe ich Sie wieder!«

Beim Thema Ernährung und Krebs gehen die Meinungen wirklich auseinander. Einige propagieren das sogenannte Krebsfasten. Dabei fastet man einen Tag oder länger direkt vor und nach der Chemo. Das Kurzzeitfasten soll sich positiv auf die Effektivität und Verträglichkeit einer Chemotherapie auswirken. Gesunde Zellen sollen durch den Nahrungsverzicht geschützt werden, das Fasten selbst aber soll reinstes Gift für Tumorzellen sein. Hörte sich gut an, ist aber eben auch nicht ganz unumstritten. Für mich kam das nicht in Frage, zumal mein Arzt auch kein Fan davon war, weil der Körper dadurch noch mehr geschwächt wird.

Es gibt etliche andere Empfehlungen wie die basische Ernährung, die ayurvedische oder auch die vegane, die ich bis dato ausprobierte.

Letztlich ernährte ich mich dann ab diesem Zeitpunkt hauptsächlich vegetarisch, verzichtete auf Zucker und Weizenmehlprodukte und aß ab und an ein gutes Stück Fleisch oder Fisch. Süßigkeiten verbannte ich komplett – die Kinder hatten in ihren Zimmern für Schoki und Co. Geheimverstecke, damit ich nicht in Versuchung kam. Ich musste mich ja irgendwie vor mir selber schützen. Aber: Ausnahmen bestätigen die Regel! Mir ging es in dieser Zeit ja eh schon ziemlich mies. Und es gab Tage, da hatte ich mal einen echten Jieper auf was Süßes. Das hab ich mir in dem Moment auch nicht verwehrt, weil es meiner Meinung nach das Verlangen nur noch mehr geschürt hätte. Was ich allerdings auch tat: Ich bestellte mir regelmäßig vom Biobauern eine Obst- und Gemüsekiste mit regionalen Produkten. Das war immer eine Art Überraschungsei, denn ich wusste nie genau, was drin war. So kam ich auch auf neue Kochkreationen, probierte mal anderes aus und brachte unwillkürlich große Abwechslung in unseren Speiseplan. Gerade mit Kindern war ich da oft etwas festgefahren. Wenn es nach ihnen ginge, könnte ich jeden zweiten Tag Spaghetti Bolognese machen, im Wechsel mit Pizza und Pommes …

## CHRISTOPHER CRELL
Ernährungsexperte

**INTERVIEW**

**T. B.: »Gibt es etwas Grundsätzliches, das im Zuge der Ernährung zu beachten ist?«**
CHRISTOPHER CRELL: »Es gibt zahlreiche Dinge, die zu beachten sind. Aber am wichtigsten ist erst einmal, zu verstehen, für welche Form Ernährung unsere Urkörper überhaupt konzipiert sind. Bis zu unserer Sesshaftigkeit vor etwa 10 000 Jahren waren wir Jäger und Sammler. Auf unserem Speiseplan standen vorwiegend Früchte, Gemüse, Hülsenfrüchte, Nüsse, Beeren, Wurzeln, Wildkräuter, reichlich Fisch und Fleisch. Also vorwiegend eine kohlenhydratarme, jedoch eiweiß-, fett-, ballaststoff-, vitamin- und mineralreiche Ernährung mit zahlreichen sekundären Pflanzenstoffen. Mit unserer Sesshaftigkeit fingen wir an, Getreide anzubauen, welches zuvor nur selten auf unserem Speiseplan stand. Und wir fingen an, große Mengen davon zu essen. Unser Organismus ist jedoch evolutionsbedingt gar nicht dafür geschaffen, solch große Mengen Kohlenhydrate zu verbrennen. Abgesehen davon, dass Kohlenhydrate einfach eine nährstofffreie Energie sind. Knochenfunde beweisen, dass erst mit der Zivilisation Krankheiten wie Karies, Diabetes, andere Zivilisationskrankheiten, aber auch Krebs entstanden sind. Klar, dass evolutionär unser Körper nicht in der Lage war, unsere Genetik in einem kurzen Zeitraum von 10 000 Jahren auf unsere neuen Bedürfnisse umzustellen. Wir leben also immer noch in unserem Urkörper.

Wir müssen verstehen, auf die Bedürfnisse unseres Körpers einzugehen, indem wir wieder zurück zu unserer ursprünglichen Ernährung finden, jedoch auch die ausreichende Bewegung, für die unser Körper ausgelegt ist, nicht zu vernachlässigen.

Um es zu verdeutlichen: Verzichten Sie auf Industriezucker und andere Kohlenhydrate wie Nudeln, Weißbrot usw.!

Eiweiß (Proteine) sind ein wichtiger Baustoff, auf den der Körper nicht verzichten kann, also ausreichend in Form von Fisch, Fleisch, Hülsenfrüchten, Tofu etc. zu sich nehmen.

Fett macht, anders als die Werbelüge es suggeriert, nicht fett! Nein, Zucker macht fett! Essenzielle Fettsäuren sind lebensnotwendig, sie sind entzündungshemmend, wichtig für zahlreiche Stoffwechselvorgänge in unserem Körper, sie sorgen für einen langsam ansteigenden Blutzuckerspiegel, machen lange satt, sorgen für eine konstante Energie, ohne wie bei den Kohlenhydraten in ein späteres Leistungstief zu fallen, sie schützen Herz und Kreislauf und sind einfach lebensnotwendig.

Viele verschiedene Gemüse, Kräuter, Nüsse, Beeren, aber auch Früchte verzehren. Essen Sie viel Rohkost, mindestens ein Drittel des Tagesbedarfs, da wichtige Vitamine und andere Inhaltsstoffe beim Kochen verloren gehen.

Achten Sie darauf, dass Ihr Gemüse bio ist, es möglichst aus der Region kommt, da es so am ehestens frisch ist, denn wichtige Vitamine wie z. B. Vitamin C haben eine Halbwertszeit von 24 Stunden. Sprich, nach einem Tag ist in der Orange nur noch die Hälfte des Vitamin C, nach zwei Tagen nur noch ein Viertel, nach drei bereits ein Achtel usw. Deshalb frisches, saisonales und regionales Gemüse kaufen.

Wenn Sie Fleisch kaufen, achten Sie auch hier darauf, dass das Tier nicht nur bio ist, sondern möglichst auch artgerecht gehalten wurde. Sprich, dass eine Kuh wirklich auf der Weide stand, sie ausreichend Bewegung und Sonnenlicht bekam und vor allem Dinge wie Gras und Heu auf ihrem Speiseplan standen und kein Sojamehl aus Südamerika. Kochen Sie wieder selbst und verzichten Sie weitestgehend auf Fertigprodukte. Kochen Sie frisch und abwechslungsreich!«

**T. B.: »Ich habe mich eine Zeitlang rein vegan ernährt, was u. a. auch empfohlen wird. Allerdings ging es mir unter der Chemo nicht gut damit. Wie erklären Sie sich das?«**

CHRISTOPHER CRELL: »Naja, erst einmal ist es ganz klar, dass es Ihnen bei Ihrer Chemo nicht gut ging. Schließlich vergiftet diese Ihren gesamten Körper. Generell spricht erst einmal nichts gegen eine vegane Ernährung, da sie im Idealfall reich an Nüssen, Hülsenfrüchten, Gemüse und anderen wertvollen Lebensmitteln ist. Leider denke ich aber auch, dass es für einen Laien, der kein Ernährungsexperte ist oder sich langwierig mit dem Thema beschäftigt hat, sehr schwierig zu verstehen ist, wie er bei einer veganen Ernährung zu ausreichend Energie in Form von Fett und Eiweiß gelangt, ohne sich mit leerer Energie in Form von Kohlenhydraten vollzustopfen und dabei noch ausreichend Gemüse und andere Früchte zu sich zu nehmen. Ich bin nicht durchweg gegen eine vegane Ernährung, jedoch denke ich, dass unser menschlicher Organismus darauf ausgelegt ist, auch tierisches Eiweiß und Fette zu sich zu nehmen. Wir müssen jedoch darauf achten, dass es gutes, biologisch produziertes Fleisch ist, um wirklich zu gewährleisten, dass wir unserem Organismus damit nicht schaden.«

**T. B.:** »Was ist basische Ernährung? ›Hilft‹ sie während einer Chemotherapie?«

CHRISTOPHER CRELL: »Basische Ernährung entsäuert erst einmal den Körper. Sie ist im Großen und Ganzen die Ernährungsform, die ich zuvor erklärt habe. Sie entspricht der Ernährung unserer Urahnen, ist reich an Nüssen, Gemüse, Obst, Sprossen, Samen, Kräutern und Hülsenfrüchten. Jedoch auch Fleisch von artgerecht gehaltenen Tieren ist anders als sein Ruf basisch. Basische Lebensmittel entsäuern unseren Körper, sie sind somit entzündungshemmend und arbeiten so auch dem Krebs, der den Körper durch Milchsäure versäuert, entgegen.«

**T. B.:** »Welche Nahrungsmittel ›bremsen‹ den Krebs aus, welche fördern ihn?«

CHRISTOPHER CRELL: »Alle entzündungshemmenden Stoffe unterstützen die Krebstherapie. Also basische Lebensmittel. Außerdem die in pflanzlicher Nahrung enthaltenen sekundären Pflanzenstoffe, pflanzliche Fette, Vitamine, Mineralien … All die Stoffe, die unser Immunsystem benötigt, um effektiv arbeiten zu können. In Brokkoli, Brombeeren, Kernobst ist z. B. reichlich Vitamin B17, welches in der Krebszelle wie ein Trojanisches Pferd wirkt und diese von innen heraus vergiftet. Aber auch in Gewürzen wie Kumin sind krebshemmende Stoffe enthalten.

Zucker in allen Formen, ob als Getreide, Reis, Kartoffeln, Brot oder Nudeln, fördern den Krebs eher. Aber auch pestizidverseuchtes Gemüse, Obst, Nüsse usw. Das Gleiche gilt für Fleisch, aber auch für von Mikroplastik und Quecksilber verseuchten Fisch.«

**T.B.:** »Mal ein Stück Kuchen – lieber verkneifen oder ab und zu okay?«

CHRISTOPHER CRELL »Ich persönlich verkneife mir konventionellen Kuchen. Das heißt jedoch nicht, wirklich auf Kuchen, Eis und sonstige Wohltaten für sein Gemüt und Genuss verzichten zu müssen. Wichtig ist zu verstehen, dass man alle Lebensmittel meiden sollte, die zu einem starken Anstieg des Blutzuckerspiegels führen. Hierzu gehören nun mal Lebensmittel, die reich an Industriezucker, aber auch an Mehl und anderen schlechten Kohlenhydraten sind. Ich kann Sie jedoch beruhigen. Es gibt tolle Kuchen-, aber auch Brot- und Brötchenrezepte, in denen der Zucker durch z. B. Erythrit Zucker (natürlicher Süßstoff) oder Xylit (Birkenzucker) ersetzt wird, Letzterer hat die Eigenschaft, den Blutzucker nur langsam ansteigen zu lassen, und hat auch noch eine weit höhere Süßungskraft als Industriezucker, sprich, man benötigt davon viel weniger. Statt Weizenmehl verwendet man in den Rezepten z. B. Mandelmehl, Haselnussmehl, Flohsamenschalen, Sesammehl oder aber reichlich verschiedene Nüsse. Auch alle anderen Süßspeisen kann man wunderbar mit Zuckerersatzstoffen zubereiten.«

**T.B.: »Nach Beendigung der Therapie: Welche Ernährungsform empfehlen Sie?«**

CHRISTOPHER CRELL: »Eine vorwiegende Low-Carb-Ernährung, die möglichst abwechslungsreich und basisch ist, reich an Gemüsen, Hülsenfrüchten, Nüssen, Kräutern, Sprossen und Früchten und selbstverständlich alles bio.«

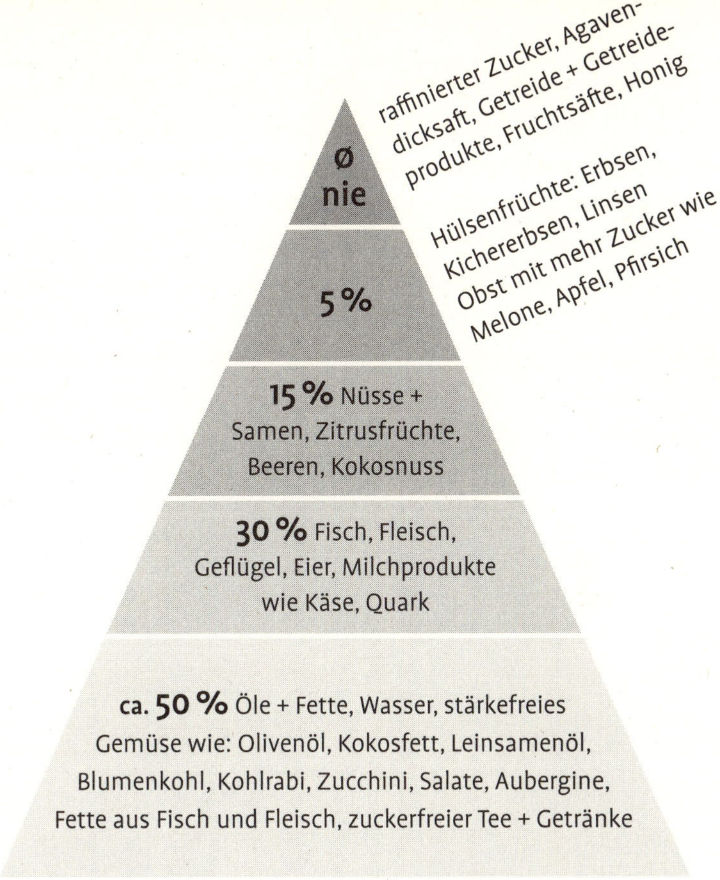
Ø nie
raffinierter Zucker, Agaven-
dicksaft, Getreide + Getreide-
produkte, Fruchtsäfte, Honig
5 %
Hülsenfrüchte: Erbsen,
Kichererbsen, Linsen
Obst mit mehr Zucker wie
Melone, Apfel, Pfirsich
15 % Nüsse +
Samen, Zitrusfrüchte,
Beeren, Kokosnuss
30 % Fisch, Fleisch,
Geflügel, Eier, Milchprodukte
wie Käse, Quark
ca. 50 % Öle + Fette, Wasser, stärkefreies
Gemüse wie: Olivenöl, Kokosfett, Leinsamenöl,
Blumenkohl, Kohlrabi, Zucchini, Salate, Aubergine,
Fette aus Fisch und Fleisch, zuckerfreier Tee + Getränke

*Die Ernährungspyramide nach Christopher Crell.*

Der Chemoaussetzer frustete mich. Schließlich hielt ich mich an so viele Vorgaben. Ich versuchte mich trotz Übelkeit zu bewegen, aß gesund, und dann streikte der Körper trotzdem. Genervt und unverrichteter Dinge ging ich an dem Tag aus der Praxis wieder nach Hause. Mein Happy Monday hatte mich ausgetrickst. Ich rief meine Freundin Bianka an, die mich heute eigentlich von der Praxis nach Hause gefahren hätte, und sagte ihr ab. Sie und Karin holten mich nach den Chemoterminen im Wechsel ab. Auch das war eine Art neue Routine in unserem Leben geworden.

»Freu dich doch, dass du mal Pause hast und zur Ruhe kommen kannst«, meinte sie gleich. Das stimmte zwar, aber für mich wirkte es wie eine verlorene Woche …

Nach dem ersten Schreck genoss ich jedoch tatsächlich die gewonnene Zeit im Normalzustand. Denn je mehr ich von der letzten Chemo entfernt war, desto besser ging es mir auch. Also holte ich Mina von meinen Eltern ab und wir machten zusammen einen Mädelstag. Sie kam derzeit ja wirklich ein bisschen kurz, selbst wenn es ihr bei meinen Eltern super ging. Wir schnappten uns unseren Leihhund Leia und gingen eine riesige Gassirunde!

# Angst vor dem Infekt

Nicht nur die Angst, dass ich mir Corona einfangen könnte, trieb mich zu der Zeit um, auch ganz normale Grippeviren hatten jetzt Hochkonjunktur. Die COVID-19-Zahlen stiegen täglich, das Virus mutierte und ich war hypervorsichtig. Ich mied Kontakte, so gut es ging, und igelte mich mit meiner Familie ziemlich ein. Da mein Immunsystem durch die Chemotherapie gerade ziemlich runtergerockt war, hätte mich jede Form von Krankheit schnell umwerfen können. Mein Arzt hatte mir erklärt, dass man bei einem Infekt grundsätzlich die Chemo aussetzt. Nur würde sich das Ganze dann um unbestimmte Zeit verzögern. Denn schon eine normale Erkältung verlangte jetzt eine viel längere Regenerationsphase als sonst. Und so horchte ich umso mehr in meinen Körper hinein. Der Dezember war angebrochen, ich hatte bereits sechs Sitzungen hinter mir, und eine Art Chemoalltag hatte sich eingestellt. Ich beobachtete meinen Körper sehr genau, der immer weniger »meiner« war. Am Mittwoch nach der Sitzung machte ich einen langen Spaziergang und war abends prompt k.o. Nachts kamen ein Halskratzen hinzu und leichte Panik: Was war das? Hatte ich mich durch den strammen Marsch verausgabt? Am nächsten Morgen wachte ich schweißgebadet auf und hatte totale Puddingbeine. Ich machte mir Gedanken, was ich wohl ausbrütete. In »normalen« Zeiten wäre ich niemals so empfindsam und ängstlich gewesen. Aber ich war derzeit mit meinem

Körper eben nicht mehr so eins. Er »gehorchte« mir nicht mehr. Im Gegenteil. Ich passte mich nur noch dem an, was er mir vorgab. Ich ruhte mich an dem Tag aus, so gut das im Homeoffice eben ging, trank literweise Tee und schlief extrem viel. Schon am nächsten Tag war der Erkältungsschub vorbei. Der Körper forderte jetzt anscheinend noch mehr ein, was er brauchte. Und das war in erster Linie Ruhe. Für jemanden wie mich, die gern arbeitet und selten stillsteht, war das ein großes Learning – und eine echte Herausforderung! Ich nahm mir ab dann noch mehr Entspannungsmomente und ging fast jeden Abend in die Badewanne. Mit einer lustigen Serie. Wärme und Lachen – eine Kombi, die gerade extrem guttat!

Was außerdem Balsam für meine Seele war: meine neue Freundin Anja. Wir waren wie Verbündete, mit einem Schlachtplan: Wir wollten wieder gesund werden! Oft schickten wir uns abends nach den Sitzungen lustige Bilder oder Witze, um uns gegenseitig aufzumuntern. Kein anderer Mensch konnte in dem Moment besser verstehen, wie es der anderen ging – obwohl wir uns erst so kurz kannten. Anja erwischten die Nebenwirkungen zum Teil noch härter. Ich versuchte immer, sie mit meinem Optimismus anzustecken. Wir taten uns gegenseitig schlichtweg gut. Denn egal, wem ich von meinen Erlebnissen aus dieser Zeit erzählte, wirklich nachvollziehen konnte das aus meinem direkten Umfeld niemand. Wie auch? Mit Anja tauschte ich regelmäßig Tipps gegen die Nebenwirkungen aus, von Akupunktur bis hin zu tibetischer Medizin – alles, was wir aufschnappten, diskutierten wir und besprachen es mit dem Arzt. Letztlich fuhr ich mit meinem Mix aus Alternativ- und Schulmedizin sehr gut – bis zum Schluss!

Durch die Behandlung mit der Kühlkappe war ich extrem kälteempfindlich geworden. Selbst in der Wohnung kuschelte ich mich ständig in dicke Hoodies und Decken ein. Ich hatte eine Art Routine mit der Chemo, den Kindern und der Arbeit gefunden. Alles zusammen war viel, aber ich wollte auch nichts davon noch mehr runterschrauben. Keine gute Idee, wie sich ausgerechnet an einem sehr wichtigen Tag herausstellte …

# Kampf gegen die Chemo-Nebenwirkungen – und Mittel dagegen

Bis Weihnachten waren es nur noch zwei Tage. Das Fest zelebrieren wir immer mit viel Liebe im kleinen Kreis mit meinen Eltern. Ich hatte den großen Weihnachtsbaum mit Mina und Nicolas festlich in Weiß-Silber geschmückt, Geschenke besorgt und mir ein tolles Drei-Gänge-Menü für den Heiligabend ausgedacht. Am 23. Dezember gab es noch eine Vorproduktion im Sender, zu der ich mich aufraffte. Irgendwie! Denn es war ein echter Kraftakt. Nach neun Stunden waren wir fertig, hatten dafür aber etliche Sendungen für die Zeit zwischen den Jahren voraufgezeichnet. Ich fuhr mit wackeligen Knien nach Hause. Um 18.30 Uhr nickte ich völlig erschöpft auf dem Sofa ein. Und mir dämmerte, dass ich hier zuhause alles noch mehr runterfahren musste. Nur ist das als alleinerziehende Mama nicht so leicht.

Mina und ich hatten uns für Heiligabend etwas Besonderes ausgedacht und gemeinsam einen kleinen Tanz einstudiert, den wir vorführen wollten. Als ich am Weihnachtstag aufstand – mit einer langen To-do-Liste im Kopf –, merkte ich schon, dass mein innerer Akku leer war. Ich schleppte mich in die Küche, um schon mal die Suppe für den Abend vorzubereiten. Die Zeit plätscherte dahin, die Kinder tobten aufgeregt durch die Wohnung, und ich selber baute von Stunde zu Stunde mehr ab. Natürlich wollte ich mir das an diesem Tag nicht zugestehen. Ich legte mich ständig für ein paar Minuten hin und kriegte nur wenig geschafft. Schließlich trudelten meine Eltern ein, und meine Mami merkte sofort, was los war. Sie fegte durch die Küche und meinte: »Mach dich in Ruhe fertig, Schatz!« Ich schlich schlapp ins Bad, um mich für den Nachmittag und die Bescherung zu stylen. Nägel lackieren, Haare waschen, schminken – all das hatte ich eingeplant. Meine rote Bluse mit ausladender blauer Marlenehose lag schon griffbereit. Auch meine goldenen Creolen hatte ich bereits am Vortag rausgelegt. Planung ist eben das halbe Leben, dachte ich, während ich mich kurz aufs Bett legte. Und prompt einschlief. Meine Kinder weckten mich sanft, indem sie sich zu mir ins Bett kuschelten. Ich erschrak: Ich konnte doch Heiligabend nicht einfach so verschlafen! Mühsam rappelte ich mich auf und machte mich kurz fertig. Erschöpft schlurfte ich nach nebenan. In diesem Moment war mir alles irgendwie egal. Meine Beine sackten weg, wie in Trance erlebte ich, wie ich mich aufs Sofa fallen ließ und Nicolas und Mina fröhlich ihre Geschenke auspackten. Mina hatte spezielle Puppen bekommen, die sie gleich in ihrem Zimmer aufbauen wollte. Wir gingen rüber, und ich setzte mich – immer noch mega müde – auf ihr Bett … Nur ganz kurz. Und schlief wieder ein! »Das darf doch nicht wahr sein«, dachte ich, als ich eine halbe Stunde später wieder aufwachte. Ungeschminkt, unfrisiert, blass und schlapp saß ich dann am Esstisch und versuchte, Haltung zu bewahren. Das war mir in 48 Lebensjahren noch nie passiert. Am Heiligabend ist es unser Ritual, dass wir uns hübsch machen, zusammen singen und einfach einen schönen Abend mit Geschenken, gutem Essen und Wein verbringen. Doch wie so vieles in dieser Zeit lief eben auch das nicht wie geplant. Nach dem Essen wollte Mina unbedingt unseren Tanz aufführen. »Das kann ich ihr auf keinen Fall nehmen«, dachte ich. Und schlich mich mit Puddingbeinen ins Wohnzimmer. Im Nachhinein kann ich nicht mehr sagen, wie es mir gelungen ist, mich nach der Musik zu bewegen. Was danach folgte, war ein erneuter Schlappheitsanfall. Ich legte mich aufs Sofa und kriegte ab da einfach nichts mehr mit. Später am Abend schaffte ich es noch ins Bett und nutzte die folgenden freien Tage, um mich weiter auszuruhen. Meine Mutter redete mir schon am nächsten Tag nach dem Festessen ins Gewissen: »Du musst kürzertreten, Tani, das geht so nicht!« Die Sorge stand ihr förmlich ins Gesicht geschrieben. Ich wusste innerlich, dass sie recht hatte. Die Chemo zermürbte mich immer mehr. An Silvester erlebte ich den Jahreswechsel nicht mit, weil ich vor Mitternacht eingeschlafen war.

Also trat ich ab da doch noch kürzer, gönnte mir mehr Pausen und wurde ein echter Fan vom Powernap, also einem kurzen Zwischendurchnickerchen. Nach Silvester war ich wieder etwas zu Kräften gekommen, und ich konnte zurück zu meiner Happy-Monday-Routine. Montag für Montag machte ich mich fortan wieder auf zur Chemosession. Die Nebenwirkungen wurden zunehmend mehr. Ob Taubheitsgefühle in Armen, Muskelschmerzen in den Beinen und leider auch Schlaflosigkeit. Die war dadurch bedingt, dass meine Ausscheidungsorgane ausgerechnet nachts auf Hochtouren liefen. Plötzlich musste ich auch nachts ständig zur Toilette. Und während der Darm nicht mehr gut funktionierte und mich plagte, war die Niere umso aktiver. So lag ich oft stundenlang wach. Und schlief erst in den frühen Morgenstunden nochmal ein. Schließlich lernte ich, welche Organe wann besonders stark arbeiten: die Gallenblase und die Leber beispielsweise zwischen 1 und 3 Uhr, die Lunge gegen 4 Uhr oder der Dickdarm zwischen 5 und 7 Uhr. Sie alle wollen ja den Körper entgiften, was im Zuge einer Chemotherapie eben auch enorm viel Mehrarbeit heißt. Und für mich jede Menge Schäfchen zählen … Sprich Schlaflosigkeit.

Ich habe alles Mögliche versucht, um besser zu schlafen. Hanföl, Melatonin oder Flohsamen beziehungsweise Enzyme für eine bessere Verdauung. Auch spezielle Yogaübungen vor dem Schlafengehen oder schon tagsüber probierte ich nach Kerstins Anleitung aus. Letztlich muss ich sagen, dass leider nichts die perfekte Wirkung gebracht hat. Aber eine Verbesserung gab es. Natürlich besprach ich all das auch mit meinem Arzt und den Alternativmedizinern. So erfuhr ich, dass das EC, die Chemie, die ich während dieser Zeit bekommen habe, mit eine der härtesten ist. Dafür aber natürlich auch super wirksam. Aber ob nun Tabletten, Bewegungsphilosophien oder was auch immer – die Nebenwirkungen einer harten Chemotherapie kann man zwar minimieren, aber ganz ausschalten lassen sie sich nicht.

Gegen die Übelkeitsattacken gab mir der Onkologe noch ein Rezept für eine Suppe mit, die eine ehemalige Patientin entwickelt hatte:

**HEILSUPPE aus der makrobiotischen Küche nach Kushi**

**Zutaten**
Kuzu (Heilpflanze aus Japan, eine wilde Weinart)
Umeboshi (salzig eingelegte japanische Aprikose)
Sojasauce

**Rezept**
2 Tassen Wasser im Topf kochen, 1 TL Kuzu in eine Tasse kaltes Wasser einrühren und in den Topf mit kochendem Wasser geben. 1 TL Sojasauce hinzufügen, 1 Umeboshi-Aprikose gequetscht dazugeben. Umrühren, bis es leicht schäumt. Guten Appetit!

**Verzehrempfehlung**
Morgens und abends jeweils ½ Std vor dem Essen 1 Tasse trinken. Abends ca. 2 Std nach der letzten Mahlzeit, vor dem Schlafen 1 Tasse trinken.

Ich hatte zumindest das Gefühl, dass diese Suppe phasenweise die Übelkeit etwas ausbremste und meinem Magen guttat. Trotzdem wurde mein größtes Problem, die permanente Übelkeit, immer schlimmer. Ich empfand es mitunter als echte Folter, weil mich der Zustand einfach ausknockte.

In der Praxis besprachen wir viele Möglichkeiten, wie etwa auch eine Misteltherapie, die man komplementär zur Chemo machen kann. Beim Thema Vitamininfusionen war mein Arzt klar und deutlich: »Das kann die Wirkung der Chemo blockieren, und das wollen wir ja nicht.« Ich verwies auf einige Studien, in denen nachgewiesen wurde, dass hochdosiertes Vitamin C die Chemo-Nebenwirkungen lindere. Er erklärte mir, dass aber auch genau das Gegenteil passieren könnte, und ich hörte schließlich auf seinen Rat.

Auch Lapacho-Tee, der mir helfen sollte, habe ich mir im Internet bestellt. Den fand ich allerdings scheußlich, auch wenn viele meiner Mitstreiterinnen ihn als ihr kleines Wundermittel gegen einen Grummelmagen propagierten.

Die Chemo veränderte auch mein ganzes Geschmacksempfinden. In den Tagen danach hatte ich immer einen metallischen Geschmack im Mund. Wasser schmeckte plötzlich so, als würde darin Eisen liegen. Das konnte ich aber umgehen, indem ich Ingwerstückchen, die übrigens auch prima gegen Übelkeitsattacken helfen sollen, oder frisches Obst wie Orangenscheiben in mein Wasser tat. Und ähnlich wie in den Schwangerschaften hatte ich echte Lustattacken auf bestimmte Lebensmittel. Bei mir waren es meist Pommes. Verrückt! An einem Tag habe ich drei Portionen Pommes verdrückt. Mir war in dem Moment ausnahmsweise egal, ob das nun gesund war oder nicht. Ich habe meist gegen die Übelkeit angegessen, das half mir am besten. So war der Magen beschäftigt. Tatsächlich nahm ich in dieser Phase zu. Ganz im Gegensatz zu Anja, die kaum Appetit hatte und abnahm.

Tja, und dann gab es noch das Problem mit der Vergesslichkeit, mein sogenanntes »Chemobrain«. Tatsächlich sind solche kognitiven Störungen auch ein bekanntes begleitendes Symptom. Ich vergaß plötzlich Namen, Verabredungen, Termine. Mein Kurzzeitgedächtnis setzte phasenweise einfach aus. Am Mittwoch wusste ich plötzlich nicht mehr, wer der Gast für unsere Sendung am Donnerstag sein würde. Dabei war es kurz zuvor besprochen worden. Die Namen der Lehrer meiner Kinder waren mir nicht mehr geläufig. Manchmal suchte ich auch einfach mitten im Gespräch nach den richtigen Worten. Für jemanden wie mich, die ja nun immer 1000 Bälle in der Luft hielt und viele To-do-Listen automatisch im Kopf abgespeichert hatte, war das ein absolutes Novum. Um mich herum herrschte viel Verständnis für meine kleinen, gedanklichen Aussetzer. Aber ich selber empfand das als krasse Einschränkung. Ich schrieb mir immer mehr Dinge auf und machte mir Notizen ins Handy, um ja nicht zu viel zu vergessen.

Je länger die Chemo dauerte, desto schlapper wurde ich. Diese Phase im tiefen, kalten Winter in Berlin war schon ziemlich deprimierend und kräftezehrend. Aber dann machte mir mein Doc ein super Angebot …

# Aussicht auf frühzeitige Operation

Der Tumor war nach einigen Wochen per Ultraschall gar nicht mehr sichtbar, sprich: Er hatte sich so verkleinert, dass er quasi verschwunden war. Eine echte Erfolgsstory! Der Arzt war sehr zufrieden. Ursprünglich war ja geplant, dass nach dem Zyklus mit EC noch ein weiterer zwölfwöchiger Chemozyklus mit Paclitaxel starten sollte. Kurz vor Ende des ersten Zyklus war ich fix und fertig. Ich hatte in der Chemo wirklich Federn gelassen. Und die Aussicht auf drei weitere solcher Monate gerade im dunklen, kalten Berliner Winter konnte ich kaum ertragen. Da ließ mein Arzt unvermittelt bei einer unserer Untersuchungen eine kleine Bombe platzen: »Frau Bülter, es gibt die Möglichkeit, Ihre OP vorzuziehen«, sagte er. »Also nicht nach dem nächsten Zyklus, sondern im Anschluss an diesen hier. Das ist eine sehr ungewöhnliche Vorgehensweise, die ich nur bei so positiven Verläufen wie bei Ihnen vorschlage.« Ich starrte ihn ungläubig an: »Wie bitte? Und was meinen Sie, muss ich danach trotzdem noch eine zweite Chemo machen?«

Er holte aus und erklärte mir, dass das nicht zwingend der Fall sein müsste und ich mir durch die vorgezogene OP eventuell sogar die zweite Chemo sparen könne. Ich war total perplex. Für mich fühlte sich das in dem Moment an wie Weihnachten und Geburtstag zusammen – und Ostern noch on top. Er schob allerdings nach, dass die frühe Operation lediglich eine 50/50-Chance biete. Und er mit diesem »Angebot« oft auf Skepsis seiner onkologischen Mitstreiter treffe. Aber mein Arzt war eben einer, der auch mal ungewöhnliche Wege ging und das Wohl des*r Patienten*in immer vor Augen hatte – auch wenn er damit im Kollegenkreis bei den wöchentlichen Tumorkonferenzen zuweilen auf Ablehnung stieß. Fast jedes Mal, wenn wir ein längeres Gespräch hatten und ich ihm wieder 1001 Fragen stellte, präsentierte er mir eine neue ausländische Studie. »Manchmal sind wir in Deutschland etwas festgefahren«, meinte er. Ich mochte diese »unbürokratische« Vorgehensweise.

Aber was genau würde nun passieren, wenn ich mich unters Messer legte? »Wir nehmen bei der Operation den sogenannten Tumorclip raus und machen dann quasi noch eine Biopsie an verschiedenen Stellen der Brust. So wollen wir sichergehen, dass wirklich keine Tumoranteile mehr vorhanden sind«, erklärte er. Dabei würden dann auch einige Lymphknoten entnommen werden. Den Clip hatte ich übrigens direkt vor der ersten Chemo bekommen, das ist ein dünner Metallfaden, der an der Tumorstelle in der Brust platziert wird, um später anzuzeigen, wo der Tumor saß. Denn bei mir war der Tumor ja nun komplett verschwunden.

Für mich hörte sich das alles sehr schlüssig an. »Finden Sie denn manchmal noch was, auch wenn der Tumor auf dem Ultraschall weg ist?«, wollte ich wissen. Leider war das wohl ab und zu der Fall, musste ich direkt erfahren. Denn manche Karzinomanteile entdeckte man eben nur per Biopsie – sie werden von keinem Gerät sichtbar gemacht. Tricky! Ich wollte diese fünfzigprozentige Chance aber unbedingt nutzen – und vereinbarte einen Termin für die brusterhaltende Operation. Natürlich ging auch das nicht so ohne Weiteres. Es gab noch zig Voruntersuchungen, z. B. wieder eine lokale

Biopsie und eine Mammografie. Alles ergab: keine Tumor-reste mehr in Sicht. Yeah! Das waren sehr gute Vorzeichen. Zum ersten Mal nach langer Zeit hatte ich innerlich Grund zum Jubeln.

# Und plötzlich wissen es ALLE

Bis zu dem Zeitpunkt war meine Erkrankung ein gut gehütetes Geheimnis gewesen. Ich hatte meinen eigenen Kokon, es wussten wirklich wenige, auch wenn der Kreis in meinem beruflichen Umfeld durch verschiedene Produktionen etwas größer wurde. Aber eines Tages bekam ich von einer Journalistin einen Anruf: »Sag mal, Tanja, stimmt es, du bist an Brustkrebs erkrankt?« Mir stockte der Atem. DAS konnte ich nun wirklich nicht abstreiten. Zum Glück war es eine sehr einfühlsame Redakteurin, die ich schon lange kannte. Ich erzählte ihr, was los war, und sie bat um einige Zitate. Wie es diese große deutsche Tageszeitung herausgefunden hat, weiß ich bis heute nicht. Letztlich spielte das in dem Moment auch keine Rolle mehr, denn schon am nächsten Tag prangte mein Bild mit der Überschrift »Schock-Diagnose für Moderatorin« auf der Titelseite.

Zuerst war ich davon selber total geschockt. Interviewanfragen prasselten plötzlich auf mich ein, die ich gar nicht beantworten wollte. Dieser Brustkrebs, meine Mistbeule, hatte mich doch schon genug gequält. Warum musste das plötzlich jeder wissen, der mich googelte? Ich machte mein Handy an dem Abend aus und mummelte mich ein. Ich schlief noch unruhiger als eh schon. Am nächsten Tag hatte ich via Instagram, Mail & Co plötzlich hunderte von Nachrichten. Fast alle von Frauen, die ebenfalls betroffen waren. Angehörige, Freunde, Kolleg*innen oder liebe Menschen, die mir alles Gute wünschten. Ich war sehr gerührt von so viel Anteilnahme und las mir alle Beiträge häppchenweise durch. Der Tenor war bei den meisten der gleiche: Offenbar fanden sie meine positive, anpackende Art, mit dem Brustkrebs umzugehen, inspirierend. Ich war ziemlich baff. Das hatte ich ja so nie geplant oder beabsichtigt. Es gab auch unzählige Fragen zu meinen Therapien, meinen alternativen Behandlungsmethoden und natürlich der Kühlkappe, die bei mir ja bis dato super funktionierte. Ich gab mir Mühe, nach und nach allen zu antworten.

Bis heute bekomme ich immer mal wieder Nachrichten, wenn ich zum Brustkrebsthema in irgendeiner Form ein Update auf Instagram poste. Diesen Austausch empfinde ich als absolutes Privileg. Denn manchmal waren es wirklich nur kleine Tipps, die ich weitergeben konnte, wie beispielsweise, dass man ein Anrecht auf einen Schwerbehindertenausweis hat. Der beinhaltet staatliche Vergünstigungen und mehr Urlaubsanspruch beim Arbeitgeber. Dann wiederum bekam ich auch gut gemeinte Ratschläge, wie etwa Akupunktur gegen die Nebenwirkungen oder Tipps zu speziellen Ölen.

Seitdem bin ich mit meiner Community jedenfalls noch mehr im Austausch, vielleicht schaust auch du mal vorbei auf meinem Instagram-Account tanjabuelter_berlin. Ich traue mich seitdem regelmäßig, meine persönlichen Erfahrungen rund um den Brustkrebs öffentlich zu machen. Und ich versuche nach wie vor, #goodvibesonly zu versprühen.

# Inbetween – das Warten auf die OP

Die Zeit nach der letzten Chemo und vor der Operation verging für mich wie im Fluge. Ich war so froh, endlich ohne die schlimmen Nebenwirkungen zu leben. Ich freute mich über die kleinsten Kleinigkeiten:
- endlich keinen Bleigeschmack mehr im Mund
- mein Energielevel, das langsam wieder anstieg
- nachlassende Dünnhäutigkeit – denn ja, in den letzten Wochen war ich echt gereizt!
- neue Kreativitätsschübe

Aber bei aller Freude, dass es endlich mal wieder bergauf ging, hatte ich auch zu kämpfen. Denn plötzlich gaben Körperteile, um die ich mich bis dato lange nicht gekümmert hatte, Alarmsignale von sich. Meine Knie taten weh, und zwar regelmäßig, nicht nur beim Joggen. Und auch mein Rücken zwickte und zwackte. Na toll! »Woher kommt das denn plötzlich alles?«, fragte ich mich. Offenbar hatte sich mein Körper in den letzten Monaten so auf die Heilung der Mistbeule konzentriert, dass er alles andere verdrängt und sträflich vernachlässigt hatte. Ich wollte nun aber auch nicht schon wieder Ärzte aufsuchen. Stattdessen fragte ich Kerstin, welche Yoga-Übungen ich verstärkt machen solle, und dehnte mich noch mehr. Auch eine Osteopathie-Sitzung linderte meine kleinen Problemchen – verglichen mit meinem großen Problem fiel das nicht wirklich ins Gewicht. Aber ganz aus den Augen lassen wollte ich es natürlich auch nicht. Zumal ich ja wusste, dass ich durch die Operation sicher wieder erstmal keinen Sport und kein exzessives Stretching mehr machen konnte. Ich nutzte diese Zwischenphase, um mich aufzupäppeln.

## Die Operation – ein weiterer wichtiger Schritt im Kampf gegen die Mistbeule

Nach über drei Monaten Chemo und dieser anschließenden vierwöchigen Pause, in der sich mein Körper etwas erholte, rückte mein lang ersehnter Termin in greifbare Nähe. Am Tag vor der brusterhaltenden Operation, ein kalter und windiger Donnerstag, war ich morgens nach dem Aufstehen noch frohen Mutes. Als ich allerdings dann um 7.30 Uhr im Klinikum war, wusste ich noch nicht, dass ich dort sechseinhalb Stunden nur warten würde. Einmal durch alle Abteilungen: Voruntersuchungen, Aufklärungsgespräche, in der Radiologie, Anästhesie und natürlich der Onkologie, aber auch auf Station. Im Erdgeschoss des riesigen Krankenhauses waren so kleine Mini-Desks, an denen man sitzt und seine Krankenkarte, Akte und Personalien abgibt und quasi für den nächsten Tag eincheckt. Mir gegenüber saß hier eine Dame, die sich überhaupt nicht auskannte und dauernd den Kollegen fragen musste:»Moment, da muss ich nochmal meinen Kollegen fragen.« Und weg war sie wieder. Dann noch Plexiglaswand und Mundschutz – denkbar ungünstige Bedingungen für eine klare Verständigung.

Aber: Jeder Step, den ich machte, war auch ein guter. Ich will nicht sagen, ich hätte mich auf diese Operation gefreut. Das wäre definitiv zu viel. Aber ich wollte mir schon eintrichtern, dass alles gut würde.

Am späten Nachmittag konnte ich endlich nach Hause fahren. Nicolas brütete über seinen Hausaufgaben und drückte mich fest an sich, kaum dass ich zur Tür reinkam. »Wie war's denn, Mama?«, fragte er. Ich merkte, wie sehr ihn all das beschäftigte, und beschloss, uns beiden nochmal etwas zu gönnen. Ich meinte: »Es war echt okay, aber alles hat einfach irre lang gedauert, mein Schatz! Weißt du was? Lass uns doch jetzt noch gemeinsam Laufschuhe kaufen!« Nicolas war sofort begeistert. Irgendwie brauchte ich einen Ansporn für die Zeit danach. Ich konnte ja kräftemäßig nicht mehr wirklich joggen gehen. Aber mein Großer und ich hatten uns vorgenommen, zusammen anzufangen, sobald ich wieder halbwegs fit wäre. Gesagt, getan. Wir fuhren zu einem speziellen Laden für Sportschuhe. Dort wurde unsere Fußbeschaffenheit sehr professionell auf einem Laufband getestet. Eine Kamera scannte dabei genau, wie wir laufen und wo ein Schuh entsprechend noch unterstützen könnte. Eine Stunde später verließen wir beide bepackt mit je einem neuen Paar Laufschuhen den Laden und hatten ein Ziel vor Augen: Bald starten wir unsere Joggingrunden zu zweit. Das war ein toller Mama-Sohn-Ausflug, der mich perfekt ablenkte. Und den wir mit unserem gemeinsamen Lieblingsessen beendeten: einer großen Platte Sushi!

Später am Abend lauschte ich wieder einem meiner Motivations- und Selbstsuggestions-Hörbücher – die waren perfekt für die langen Wartestunden. Und an diesem Abend lief das in der Dauerschleife. Ich fühlte mich für die Operation mehr gewappnet als für die Chemo. Nach den furchtbaren Monaten der Chemo hatte ich keine Angst mehr davor – nichts könnte schlimmer sein. Oder?

Sechs Uhr morgens. Mein Wecker klingelte. In einer guten Stunde musste ich im Krankenhaus sein. Also raus aus den Federn, auch wenn draußen noch alles stockdunkel war. Als ich ankam, herrschte im Krankenhaus schon reger Betrieb. Ich bin echt kein Frühaufsteher. Doch plötzlich war ich hellwach. Was mir keiner gesagt hat, war, dass ich am OP-Tag zuallererst in die Radiologie musste, um mir einen Draht als Markierungsstelle in die Brust jagen zu lassen. Der Tumorclip, den ich vor der Chemo bekommen hatte, war nicht mehr richtig sichtbar. Darum ging man hier auf Nummer sicher, um genau die Stelle vor Augen zu haben, wo der Tumor vorher gesessen hatte. Der Arzt rammte mir mit voller Wucht einen Draht in die Brust. Ohne Betäubung. Der Schmerz trieb mir die Tränen in die Augen. Zwei Schwestern haben dann versucht, meine Brust, aus der der Draht herausstand, in das Mammografiegerät zu quetschen, um dann auch noch ein Bild herauszukriegen, wo der Tumor ursprünglich saß. Dann ging es sofort runter in den OP-Bereich. Rein ins OP-Hemd, Plastikschuhe an, rauf auf die Liege und rein in den Vorraum des OPs. Hier wurde der Zugang gelegt – was bei mir mit meinen Venen wieder mal ein besonderes Vergnügen war: dreimal danebengestochen. Wer will nochmal, wer hat noch nicht? Ich beruhigte mich innerlich, indem ich die Atemtechnik anwandte, die ich gelernt hatte. Ich praktizierte also für mich einen kaum hörbaren Ujjayi-Atem und spürte, wie ich ruhiger wurde. Es war einer der vielen Momente, in denen ich merkte, dass all das, was ich in puncto Atmung und Meditation gelernt hatte, wirklich funktionierte. Ich wendete das in den richtigen Situationen an, und dafür brauchte ich keine Hilfsmittel – nur mich selbst und meine Konzentration.

Dann endlich war der Zugang in der Armbeuge gelegt und ich entschlummerte in die Vollnarkose.

Als ich aufwachte, lag ich alleine in einem Separée im Aufwachraum, nur durch Vorhänge abgetrennt von anderen Patientinnen. Geschäftig eilten Schwestern auf den Gängen hin und her. Doch erstmal schaute keiner direkt nach mir. Ich war noch etwas benebelt, kam aber relativ schnell zu mir. Dann sah ich auch, dass später, als ich wohl bereits unter Narkose gewesen war, offenbar noch eine bessere Vene gesucht wurde. Meine Arme waren total zerstochen. Um mich herum wurden rollbare Betten geschoben, Ansagen wie »Patient 6 bitte in den OP-Raum« erklangen, und von allen Seiten drang leises Gemurmel. Ich versuchte, mich langsam zu orientieren. Über mir grelles Licht, links und rechts neben mir zugezogene Vorhänge. Nur der Blick nach vorn war frei. Aber ich merkte schnell: Hier im Aufwachraum ging es mir echt ganz gut, da war keine Übelkeit, gar nichts. Die Drainage war gelegt. Eigentlich wollte ich nur den Arzt sehen und hören, dass alles gut war. Eine Rückversicherung. Der war aber natürlich erstmal weit und breit nicht zu sehen. Nach ein paar wenigen Checks durch die Krankenschwestern wurde mein Zustand schließlich als stabil eingestuft. Super! In diesem Raum wollte ich wirklich nicht länger als nötig bleiben. Es dauerte auch nicht lange, bis sie mich aufs Zimmer brachten. »Was möchten Sie essen? Königsberger Klopse oder Matjes?«, fragte mich die freundliche Krankenschwester. Ich hatte noch nichts gefrühstückt. »Haben Sie auch was Leichteres?«, fragte ich. »Nö«, kam die Antwort lapidar. Ich wunderte mich ernsthaft, warum Krankenhauskost speziell nach meiner OP und auf der onkologischen Station so schwer sein musste. Gab es hier keinen angemessenen Ernährungsplan? Ich entschied mich letztlich für den Kuchen, das war der Nachtisch zum Matjes.

An sich ging es mir an dem Tag nach der Operation gut –
abends wurde mir dann allerdings total übel und ich musste
mich doch noch übergeben. Hinterher erklärte mir mein
Arzt, dass es sein könnte, dass jede neue Infusion, die mir
verabreicht wird, ab sofort immer so eine Art Trigger für
mich sein würde – dass mir dann jedes Mal schlecht werden
könnte. Denn die Nachricht an mein Hirn war quasi: Hallo,
hier ist ein Zugang, erinnere dich an die Chemo und den
Tropf! Und das war eben immer mit Übelkeit verbunden …
Aber sonst sei alles gut verlaufen. Zwei Lymphknoten waren mir entnommen worden, der Tumorclip und Gewebe an
unterschiedlichen Stellen in der Brust, das jetzt noch für eine
Biopsie ins Labor geschickt wurde. »Sieht aber alles super aus,
nächste Woche wird sich wohl das Labor melden«, murmelte
der Arzt, der jetzt schon rund zwölf Stunden im Dienst war.
Auch ein heftiger Job.

Er erklärte mir die Drainage, in der sich unter meiner
linken Achsel noch eine Menge Blut sammelte. Dieses Teil
mit Beutel war vorerst eine Art Abflusssystem nach der OP
für Blut und Wundsekret. Sah nicht so appetitlich aus, Mina
stempelte es später als »total eklig« ab, aber es half ja nun nix.
Das Teil durfte erst nach zwei bis drei Tagen raus.

Ich bequatschte den Arzt meines Vertrauens, sodass ich
das Krankenhaus nach 48 Stunden wieder verlassen durfte.
Die Drainage konnte auch ambulant entfernt werden. Yeah!
Nichts wie raus hier. Wer will schon länger als nötig an diesem sterilen, kalten Ort bleiben!

Meine Freundin Karin holte mich ab. Wegen der Pandemie durfte sie nicht ins Krankenhaus, um mir zu helfen.
Mir tat alles weh, aber Hilfe konnte ich beim Tragen meiner Tasche von keinem erwarten. Alle waren total busy.
Ich schlurfte also mit einer frischen OP-Narbe und meiner
schwarzen Tragetasche die Flure entlang bis zum Fahrstuhl

und fluchte leise vor mich hin. Links hing die Drainage, die Wunde schmerzte. Rechts trug ich die Tasche. Meine Jacke konnte ich nicht richtig schließen wegen des Beutels, sie hing nur über den Schultern und rutschte mir runter. Ich war echt überfordert. Letztendlich schaffte ich es aber vom zwölften Stock runter ins Erdgeschoss und war selten so froh, meine liebe Freundin draußen vor der Tür warten zu sehen.

## Post-OP – womit der Körper jetzt klarkommen muss

Erst zuhause wurde mir langsam bewusst, was ich da hinter mir hatte: Zwei Lymphknoten sind herausoperiert worden und natürlich etwas Gewebe, das noch in die Biopsie musste. Es sah so weit alles gut aus – diese Worte habe ich noch heute im Ohr. Sie hämmerten dort regelrecht: SO WEIT ALLES GUT. Daran wollte ich mich klammern. Denn trotz Schmerztabletten taten mein Arm und die OP-Schnittstelle an der Brust echt weh. Zwei Lymphknoten, was hatte es damit auf sich? Letztlich waren diese wichtigen Abtransportmittel für Schlacke, Gifte und alles Mögliche aus meinem Körper verschwunden. Einfach so. Damit musste ich auch erstmal klarkommen. Ein paar Tage konnte ich meinen Arm nicht heben. Der Onkologe riet mir allerdings dazu, ihn zu bewegen – trotz der Schmerzen. Schonhaltung wäre nicht gut, Stillstand schon mal gar nicht. Also übte ich.

Bereits nach kurzer Zeit konnte ich den Arm wieder besser bewegen, den Wasserkocher zu füllen war kein Problem mehr. Eine Jacke vom Bügel holen jedoch schon. Kurzum: Ein Rest Immobilität blieb. Auf BHs mit Metallbügel sollte ich in nächster Zeit auch erstmal verzichten. Nun gut. Das war mein geringstes Problem.

Ich solle Yoga machen, empfahl mir der Arzt. Na, wenigstens das kam mir ja sehr entgegen. Auch wenn mein herabschauender Hund mit dem neuen, unbeweglicheren Arm eher aussah wie ein hinkender Pudel.

Ich ging zweimal in der Woche zur Physiotherapie. Und zwar schon wenige Wochen nach der Operation, was sich als sehr gut herausstellte, wie mir die Therapeutin eröffnete: »Viele warten viel zu lange, bis sie kommen. Der Körper geht ja nach so einem Eingriff in Schonhaltung, und das ist nicht gut. Das Gewebe soll ja schön geschmeidig bleiben.«

Da nichts mehr geschwollen war, brauchte ich keine Lymphdrainage. Die Physiotherapeutin erklärte mir: »Am besten lassen Sie vorerst große Hitze weg wie zum Beispiel Sauna. Das stresst den Körper nur unnötig. Viele Menschen, denen die Lymphknoten entfernt wurden, haben noch Jahre danach Probleme damit.«

Meine Dehnübungen taten mir definitiv gut. Auch mein regelmäßiger Sport, meine Fitnesskurse, waren enorm wichtig. Ich begann wieder mit dem Faszientraining, das ich vernachlässigt hatte. Faszien sind quasi unser Bindegewebe, das sich durch unseren gesamten Körper zieht und Muskeln, Organe und Bänder umgibt. Diese Faszien können eben auch verkleben und damit zu heftigen Verspannungen führen. Ich hatte mir eine gängige Faszienrolle besorgt und rollte nun munter nach Anleitung auf ihr herum. »Das beschleunigt die Regeneration«, versicherte mir meine Therapeutin.

Der Arm war nach einigen Monaten zwar noch nicht wieder der alte, aber ich konnte ihn wirklich immer besser bewegen. Ich blieb dran, auch wenn »dehnen« und »das Gewebe geschmeidig machen« manchmal echt langweilig war. Aber es hat sich letztlich gelohnt.

Und es gab noch etwas Entscheidendes nach der Operation: Die Narbe musste gut versorgt werden! Damit meine ich nicht das übliche, tägliche Draufschmieren von gängigen Narbensalben. Sondern eher: Sobald die Wunde ein Stück verheilt ist, sollte man das Narbengewebe »bewegen«, sonst bleibt die Stelle fest. Sprich: Langsam mit den Fingern drüberstreichen, auch mal im Zickzack, etwas knubbeln oder auch Minireize wie Eiswürfel oder kleine Nadeln an der Stelle versuchen. Hauptsache, das Gewebe unter der Haut bekommt etwas zu tun.

## DR. MED. CLAUDIA HERZLER
Fachärztin für Dermatologie, Proktologie, Venerologie, Allergologie, operative Dermatologie, Lasermedizin

T. B.: »Nach einer OP haben die meisten Patientinnen mit Narbengewebe zu kämpfen. Was kann ich aktiv tun, um die Narbe bestmöglich zu versorgen?«

CLAUDIA HERZLER: »Wichtig ist es, nach dem Fadenzug bzw. nach Auflösen von in der Haut liegenden Fäden (Intracutannähte) die entstandene Narbe einmal täglich für ein paar Minuten vorsichtig zu massieren, zu Beginn weniger und vorsichtig. Hierfür eignen sich Dexpanthenol-haltige Externa (Salben), die mit kreisenden Bewegungen einmassiert werden. Sollten Sie den Eindruck haben, dass die Narbe etwas überschießt oder sich verhärtet, ist ein silikonhaltiges Gel sinnvoll. Das Gel sollte ein- bis zweimal täglich aufgetragen oder leicht einmassiert werden, für mindestens sechs Monate. Am besten tragen Sie das Gel gleich nach der Wundheilung auf, auch das ist möglich. Aus meiner Sicht ist die OP-Technik das Entscheidende – die Narbe sollte möglichst wenig unter Zug stehen – und es ist nicht verkehrt, vorher mit der Ärztin oder dem Arzt darüber zu sprechen.«

T. B.: »Darf ich mich nach der OP bewegen oder reißt das die Wunden eher auf?«

CLAUDIA HERZLER: »Selbstverständlich können Sie sich bewegen, sinnvoll ist es hier allerdings, den Empfehlungen der Chirurgen zu folgen, da es unterschiedliche Operationstechniken gibt, die im Einzelnen unterschiedliche Schonzeiten nach sich ziehen. Vorsichtige Bewegung ist in jedem Fall gut, zum einen, um die entstehende Narbe zu durchbluten, zum anderen, um einer Verkürzung von Muskulatur, Sehnen und Bändern entgegenzuwirken. Im Laufe des Heilungsprozesses spürt jede Frau selber, wie weit sie in der Bewegung gehen kann.«

Meine Narbe hat sich durch diese Methode wirklich schnell zurückgebildet und ist jetzt nur noch miniklein. Wenn ich heute nackt vor dem Spiegel stehe, gehört der kleine Strich auf meiner linken Brust zu mir. Und wenn Mina und ich zusammen im Bad vor dem Spiegel stehen, fragt sie mich manchmal: »Bleibt das da so?«, und zeigt dabei auf meine Brust. Ich erkläre ihr dann immer wieder geduldig, dass sich die Narbe in den nächsten Monaten weiter zurückbilden wird, es aber auch immer eine Art »optische Erinnerung« an die OP geben würde. In gewisser Weise feiern wir das, denn es erinnert uns an eine Zeit der Angst, die wir nun hinter uns lassen dürfen. Und die uns gestärkt hat. Ist das nicht die Hauptsache?

Ich habe akzeptiert, dass das Kapitel Brustkrebs ein Teil von mir ist. Die Erinnerungen in meinem Kopf sind natürlich sowieso immer da, und meine Narbe ist dabei nur das sichtbare Zeichen nach außen.

# Drei Wochen nach der OP – Strahlentherapie

Obwohl der endgültige OP-Befund noch nicht da war, konnte ich nun den nächsten Akt in Angriff nehmen: die Strahlentherapie, die es meistens im Anschluss an Chemotherapien und Operationen gibt – so auch bei mir. Ihr Auftakt war das sogenannte Vorgespräch.

Mein Arzt erklärte mir fast eine Stunde lang ausführlich, wozu ich als Nächstes eine Strahlentherapie brauchte. Letztlich sollen die Krebszellen von diesen Strahlen zerstört werden oder, wo sie noch vorhanden sind, sich nicht mehr weiter teilen. Dadurch konnte ich mein Rückfallrisiko seiner Aussage nach auf 5 bis 10 Prozent mindern, normal liegt es bei 20 bis 40 Prozent. Es gibt dabei zwei Varianten der Strahlentherapie. Die kurze dauert drei Wochen, die längere fünf, die hat dann einen besonders intensiven Bestrahlungsbereich, den »Boost« rund um den Tumor. Dieser Boost kann verhindern, dass es an der operierten Brust erneut zum Krebsbefall kommt. Ich entschied mich für letztere. War zwar länger, sollte aber auch die schonendere Variante sein. Nach dem Aufklärungsgespräch lief ich vom ersten Stock des »Strahlenbunkers« auf dem riesigen Klinikgelände in den Keller des Baus. Dort lernte ich das Gerät kennen. Ich legte mich auf die Liege, und gleich wurden mir mit einem hautfreundlichen Stift kleine Tätowierungspunkte auf die Haut gemalt – um den genauen Ort der Bestrahlung auszumachen.

## PD DR. CHRISTIAN WEISSENBERGER
Leiter des Zentrums für Strahlentherapie in Freiburg

T. B.: »Was genau passiert bei einer Strahlentherapie, was bewirkt sie?«

CHRISTIAN WEISSENBERGER: »Strahlentherapie schädigt die Erbsubstanz der Tumorzellen und verhindert so, dass sich die Zellen weiter teilen können. Die körpereigenen Immunzellen sorgen dann für den weiteren Zellabbau: Der Tumor verschwindet! Die Bestrahlung zieht zwar auch gesunde Körperzellen in Mitleidenschaft, aber Tumorzellen benötigen zur Reparatur glücklicherweise länger als normale Zellen. Das ist der Grund, warum die Strahlentherapie in der Regel ›fraktioniert‹ über einen Zeitraum von drei bis sechs Wochen gegeben wird. Während am Folgetag Normalgewebszellen nämlich wieder ›geheilt‹ sind, sammeln sich in den Tumorzellen die Erbsubstanzschäden so lange an, bis die Tumorzellen in den ›programmierten Zelltod‹ (Apoptose) gehen. Damit vernichtet die Strahlentherapie spezifisch die Tumorzellen, während das umgebende Normalgewebe zwar belastet wird, sich aber von der täglichen Behandlung zu erholen vermag.

Bevor aber die eigentliche Strahlentherapie beginnen kann, erfolgt nach der ausführlichen Aufklärung die Anfertigung eines Planungs-CTs. Auf diesem speziellen Computertomographie-Bild (CT-Bild) definiert der Strahlentherapeut das sogenannte ›Zielvolumen‹. Bei Brustkrebs ist dies die gesamte betroffene Brust, bei Lymphknotenbefall ergänzt um die Lymphabflusswege.«

T. B.: »Für wen ist sie geeignet?«

CHRISTIAN WEISSENBERGER: »Strahlentherapie spielt in der Krebstherapie bei fast allen Tumoren eine Rolle –

mal frühzeitig als wichtige Hauptsäule der Therapie, mal im Fall der Inoperabilität oder nur in seltenen Einzelfällen bei Versagen anderer Therapieformen.

Erfolgt bei Brustkrebs eine brusterhaltende Operation, ist die Strahlentherapie eine der Haupttherapiesäulen neben der Operation, Chemotherapie oder Hormontherapie. Letztlich gilt für jede in Frage kommende Therapieform, dass die Patientin über Wirkungen und Nebenwirkungen aufgeklärt sein muss, damit sie ihre Wünsche äußern kann. Bei der Entscheidung, ob die Strahlentherapie im individuellen Fall geeignet ist, spielen verschiedene Faktoren eine Rolle: So überlegen die behandelnden Ärztinnen und Ärzte beispielsweise bei Brustkrebspatientinnen im höheren Alter – oder wenn belastende Vorerkrankungen vorliegen – sehr genau, ob eine Strahlentherapie sinnvoll ist oder nicht. Und besprechen sich auch mit Kollegen anderer Fachrichtungen, bevor sie ausführlich mit der Patientin sprechen.«

T. B.: »Wird das Herz bzw. ein anderes Organ dabei in Mitleidenschaft gezogen?«

CHRISTIAN WEISSENBERGER: »Verneinen wird man diese Frage ehrlicherweise nicht können, aber das ›Ja‹ ruft nach einer Differenzierung: Ausdehnung und Intensität der Strahlentherapie bestimmen, inwieweit die gesunden Körperzellen der benachbarten Organe in Mitleidenschaft gezogen werden. Vorauszuschicken ist, dass gerade in den letzten Jahren die Strahlentherapie einen wahren Innovationsschub erlebte. Dank High-Tech-Methoden, modernster Bildgebung und digitaler Technik kann der Tumor jetzt noch viel zielgenauer angegangen werden – was mit einer noch besseren Schonung des umgebenden Normalgewebes einhergeht.

Die Bedeutung einer verbesserten Herzschonung ist in

den letzten Jahren dank diverser Studien in das Blickfeld gerückt. Gerade bei Krebs in der linken Brust ist der Abstand zwischen dem Bestrahlungsvolumen und dem Herzen vergleichsweise gering – und damit die mögliche Herzdosis hoch. Es besteht das (allerdings trotzdem sehr geringe) Risiko einer Entzündung des Herzbeutels, des Herzmuskels selbst oder der Herzgefäße.

Grundsätzlich gilt ja: Trifft der Strahl auf Gewebe, kann die Folge eine Entzündung dieses Gewebes sein. Dies bleibt zumeist unbemerkt, kann aber in sehr seltenen Fällen bis zur Gewebeschädigung führen.

Neue Techniken wie vor allem das Atem-Gating haben dazu beigetragen, dass heutzutage viel geringere Strahlungsdosen am Herzen ankommen. Das Gleiche gilt für die Lungen – auch hier treten Entzündungen (die sogenannte ›Pneumonitis‹ der Lunge) infolge der Strahlentherapie viel seltener auf als früher.

Diese Nebenwirkungen sollten aber keinesfalls Anlass sein, auf eine Strahlentherapie zu verzichten, da der Nutzen der Strahlentherapie bei Weitem überwiegt!«

T. B.: »Welche innovativen Methoden gibt es?«

CHRISTIAN WEISSENBERGER: »Das eben erwähnte Atem-Gating ist dazu ein schönes Beispiel: Wie funktioniert es? Während die Patientin atmet, verschiebt sich die Anatomie im Brustbereich deutlich – und damit leider auch das Zielvolumen der Strahlentherapie.

Will man unnötig breite Sicherheitssäume vermeiden, wird die optimale Atemlage – im Falle von Brustkrebs ist das zumeist die tiefe Einatmung (Inspiration) – ermittelt und nur noch in dieser Atemphase bestrahlt. Außerhalb dieser Atemphase – zum Beispiel beim Ausatmen – schaltet das Bestrahlungsgerät automatisch ab. Damit kann vor allem bei linksseitigem Brustkrebs eine deutlich verbesserte Herzschonung erreicht werden, verlangt aber auch die aktive Mitarbeit der Patientin.

Auch eine Verkürzung der Therapiedauer von sechs auf drei Wochen dient dem Patientenkomfort. Möglich macht dies das Konzept der sogenannten Hypofraktionierung. Dabei wird die tägliche Bestrahlung mit höheren Einzeldosen gegeben, sodass die notwendige Dosis schneller erreicht wird. In den Studien waren die Nebenwirkungen und Behandlungsergebnisse mindestens gleichwertig – sodass die Leitlinien die Hypofraktionierung inzwischen als Standardtherapie ausweisen. In der klinischen Forschung werden derzeit sogar Konzepte der ›Ultrahypofraktionierung‹ diskutiert, die nur noch fünf Bestrahlungstage vorsehen.

Die gültigen Leitlinien für Brustkrebs erlauben derweil weiterhin auch die Behandlung über fünf oder sechs Wochen (›Normofraktionierung‹) mit 25 bzw. 30 Behandlungstagen. Die Gründe, die für oder gegen die Wahl der Hypo- oder Normofraktionierung sprechen, sollten individuell mit der Patientin besprochen werden.«

**T. B.: »Was sind die häufigsten Nebenwirkungen?«**

CHRISTIAN WEISSENBERGER: »Die Strahlentherapie unterscheidet akute Reaktionen und Spätfolgen. Alles, was während der Strahlentherapie und einige Wochen danach auftritt, sind die Akutreaktionen. Veränderungen, die noch später auftreten und möglicherweise bleibend sind, werden als Spätfolgen bezeichnet.

Die Nebenwirkungen und Reaktionen zeigen eine typische zeitliche Abfolge: Schon gleich zu Beginn der Strahlentherapie tritt als Akutreaktion häufig Müdigkeit auf, die in vielen Fällen anhält oder sogar zunimmt – selten verbunden mit leichter Übelkeit. Dieser ›Strahlenkater‹ verschwindet meist nach einer Woche.

Im weiteren Verlauf zeigt die Haut eine verstärkte Trockenheit, und die Haut an der Brust wird überemp-
findlich. Etwa in der dritten Woche – oder auch etwas
später – tritt dann eine leichte Hautrötung infolge einer
strahlenbedingten Entzündung (Dermatitis) auf. Häufig
bleibt es bei der leichten Hautrötung. In seltenen Fällen
kommt es später noch zur Schuppung und zur Ablösung
oberflächlicher Hautschichten (Epitheliolyse), die Haut
kann feucht werden und nässen. Diese akute Hautreak-
tion wird häufig mit einem Sonnenbrand verglichen.
Durch den operativen Eingriff kann sich nach Entnahme
der Lymphknoten der Lymphabfluss im Arm und der
Brust bereits vor der Strahlentherapie verschlechtert haben, und es tritt ein Lymphstau im Arm (Armlymph-
ödem) oder im Brustbereich auf. Leider ist unter der
Strahlentherapie in diesen Fällen keine Besserung, sondern eher eine Verstärkung des Lymphstaus zu erwarten.
Häufiger zu beobachten ist allerdings diese typische Akutreaktion: das Anschwellen der Brust unter der Strahlentherapie – manchmal fast unmerklich, manchmal aber so
stark (und mit Überwärmung verbunden), dass der Be-
strahlungsplan angepasst werden muss.
Nun zu den Spätfolgen, die Monate oder Jahre nach
Ende der Strahlentherapie auftreten können: Die Strahlentherapie ist energiereicher als Sonnenlicht und dringt
auch bis in die Tiefen des Gewebes vor – hierin liegt
auch der Unterschied zum Sonnenbrand. Als sehr seltene
Spätfolge kann es daher zu einer Verhärtung und Verfes-
tigung des Unterhautfettgewebes kommen. Selten, aber
möglich sind auch andere Spätfolgen: Auf der Haut treten
Areale mit Hyper- oder Hypopigmentierung auf, d. h.
verstärkte Bräunung oder Aufhellungen. Oder es zeigen
sich einzelne erweiterte Blutgefäße, die dann als Besen-

reiser (Teleangiektasien) durch die Haut schimmern, das Ganze auf insgesamt dauerhaft trockenerer Haut, da sich die Zahl der Schweißdrüsen verringert hat.

Wichtig: Die neuen Bestrahlungstechniken haben dafür gesorgt, dass die vorbeschriebenen Akutreaktionen und Spätfolgen viel seltener, schwächer und häufig gar nicht mehr zu beobachten sind!

Weil damit viele Ängste verbunden sind, noch ein Blick auf die wirklich sehr seltenen Nebenwirkungen: Schädigung des Armnervenplexus und Lungenfibrose. Diese Nebenwirkungen und Risiken finden sich zwar in den Aufklärungsbögen, sind aber in den Zeiten der neuen Techniken noch viel seltener geworden. Und wenn beispielsweise die Schädigung des Armnervenplexus (mit Folge von Schwäche oder Lähmung) auftritt, dann ist dies zumeist Folge einer nicht beherrschten Tumorerkrankung.«

**T. B.: »Man hört oft von ›Verbrennungen‹ auf der Haut. Kann ich mich dagegen schützen?«**

CHRISTIAN WEISSENBERGER: »Da haben wir ihn – den ›Sonnenbrand‹ – und ja: Man kann sich dagegen schützen! Im Zentrum für Strahlentherapie Freiburg ist das Konzept einer Pflegeambulanz umgesetzt, wie es auch in einigen größeren strahlentherapeutischen Einrichtungen besteht: Speziell für Wundpflege ausgebildete Pflegekräfte sehen die Brustkrebspatientinnen regelmäßig zur Wochenkontrolle und dokumentieren mindestens ein- bis zweimal pro Woche die Veränderungen an der Haut. Dabei geht es nicht darum, um jeden Preis die Rötung der Haut zu unterbinden – diese Reaktion ist normal und bildet sich nach Ende der Strahlentherapie normalerweise auch komplett wieder zurück. Kosmetisch wäre in dieser Situation ein großzügigerer Einsatz von kortisonhaltigen Hautcremes zwar vorteilhaft – birgt aber die erhöhte Gefahr einer Infektion oder ausgedünnter, brüchiger Haut. Stattdessen wird die Haut engmaschig kontrolliert, die Hautreaktionen werden quasi ›begleitet‹ und phasengerecht behandelt:

- Von Anfang an und solange die Haut nur mit Trockenheit reagiert, kommt eine feuchtigkeitsspendende Lotion zum Einsatz.
- Sobald eine Hautrötung erscheint, wird ein Wundbalsam verwendet.
- Bei etwa einem Viertel der Brustkrebspatientinnen kommt ein unangenehmer Juckreiz hinzu, und zwar vor allem im Bereich des Dekolletés – hier hat sich der Einsatz eines hautberuhigenden Gels bewährt.
- Wenn die Haut auch noch Pickel bildet, dann helfen Schwarzteeumschläge oder – bei nur wenigen Pickeln – die direkte Auflage eines Teebeutels. Wichtig ist, dass die mit Schwarztee aufgegossene Kompresse oder der Teebeutel abgekühlt sind, bevor sie auf die Haut gelegt werden. Schwarztee trocknet die Pickel auf sehr schonende Weise aus.
- Wenn – wie zuvor beschrieben – die Brust unter der Strahlentherapie anschwillt, dann hilft Kühlen der Haut und Auflegen von Wickeln mit Magerquark.
- Zur Beruhigung und Kühlung der bestrahlten Haut sind bei den Patientinnen Thermalwassersprays beliebt.
- Wenn in den Jahren nach Ende der Strahlentherapie die bestrahlte Haut gegen Sonneneinstrahlung geschützt werden soll, dann wird der Lichtschutzfaktor 50 empfohlen. Der ›Teutonen-Grill‹ ist ohnehin pures Gift für vorbestrahlte Haut – aber auch das T-Shirt schützt nicht immer ausreichend gegen die UV-Bestrahlung, daher wird der Einsatz eines Sonnenschutz-Fluids auch unter der Kleidung empfohlen.

Somit greift die Hautpflege während der Strahlentherapie hauptsächlich auf Lotionen, Wundbalsams, Gels und Tee zurück – Salben hingegen eignen sich eher für die Hautpflege bei Strahlentherapie im Intimbereich, weniger für die Brust.«

**T. B.: »Welche Tipps geben Sie Strahlentherapiepatient\*innen mit auf den Weg?«**

CHRISTIAN WEISSENBERGER: »Mein wichtigster Tipp ist eigentlich der: ›Leben Sie so normal wie möglich!‹ Dazu gehören Bewegung und Sport in Maßen, Essen, das auch schmeckt, und eben auch Achtsamkeit auf die eigene Haut. Veränderungen, die beobachtet werden (auch harmlose), sollten offen mit dem Arzt besprochen werden – vielfach kann aber auch die Pflegekraft der Pflegeambulanz bereits helfen.

Die Zeit der Strahlentherapie ist ein subtiler Stress, dessen Folgen oft erst sehr viel später spürbar werden. Patientinnen legen unter der Strahlentherapie häufig eine beeindruckende Energie und Tatendrang an den Tag. Ich erinnere die Betreffenden aber daran, dass dies viel eher eine Zeit des Sich-Schonens und Kräfte-Sparens sein sollte.

Allerdings bin ich mir bewusst, dass dies wohlfeile Worte sind, wenn zuhause kleine Kinder versorgt werden müssen oder die Pflege der Eltern oder Großeltern wartet.

An einer Strahlentherapie sind während der drei bis sechs Wochen Behandlungszeit neben den Ärzten ganz viele Menschen beteiligt – und die Patientin mittendrin sollte sich wohl und gut aufgehoben fühlen, nur dann ›klappt's auch mit der Kommunikation mit den Behandler\*innen‹. Kommunikation ist während der Strahlentherapie das Wichtigste überhaupt!

Es bleibt daher als vielleicht wichtigster Tipp: Wenn nach dem Erstgespräch der Bedarf nach einer Zweitmeinung besteht: Dann holen Sie diese Zweitmeinung ein! So kann Sicherheit und Vertrauen für die wochenlange, wichtige Behandlungsphase der Strahlentherapie geschaffen werden.«

Zu meinem ersten »echten« Strahlentherapietermin kämpfte ich mich 25 Minuten lang durch dichten Verkehr in den Wedding zum Klinikum. Dort im mehrstöckigen Parkhaus fand ich keinen Parkplatz und drehte etliche Ehrenrunden. Natürlich befand sich der Strahlenbunker am anderen Ende des riesigen Geländes – und dort wieder ab in den Keller, den ich ja nun schon kannte. Mein Handy zeigte keinen Empfang mehr an, ich checkte ein und setzte mich ins Wartezimmer. Uff. Vor lauter Stress merkte ich erst jetzt, als ich kurz zur Ruhe kam, dass ich nervös war. »Was passiert wohl jetzt hier mit mir?«, dachte ich und blickte um mich. Neonleuchten, harte Holzstühle, Linoleumboden, alles weiß. Kein schöner Aufenthaltsort, aber hier ist ja auch keiner zum Spaß. »Frau Bülter, bitte gehen Sie in Kabine 3!«, kam es dann aus dem Lautsprecher. Besagte Kabine war gefühlt einen Quadratzentimeter groß. Obenrum freimachen, Handtuch umwickeln. Das kannst du dir wie im Schwimmbad in der Umkleide vorstellen – nur noch kleiner. Dann ging es auf die Liege. Die sieht aus wie beim Gynäkologen, nur dass es die Arme sind, die gespreizt nach oben hinten müssen und nicht die Beine nach unten seitlich. So lag ich da. Und wartete und wartete und fragte mich schließlich: »Wann, zum Kuckuck, geht's denn endlich los? Ob ich jemanden rufen sollte?« Dann kratzte erneut der Lautsprecher: »Frau Bülter, wir kommen nochmal rein. Es gibt einen technischen Defekt. Das Gerät hat Probleme.« Also, Handtuch nochmal um und ab aufs Nachbargerät. Ob das ein schlechtes Omen war? Ich hatte keine Zeit nachzudenken. Als ich endlich wieder lag, fuhr ein riesiges Gerät krakenartig um mich herum, während ich regungslos dalag. Es bestrahlte mich einige Minuten aus fünf verschiedenen Positionen. Im Radio lief Popmusik. Über mir war ein Monitor, der mir mithilfe eines Balkens anzeigte, wie tief ich ein- und ausatmen sollte – damit das Herz möglichst wenig Strahlung abbekam. Ich hatte Angst, dass ich das nicht so hinbekäme, aber durch meine Übungen mit Kerstin konnte ich meinen Atem hier selbst schnell und gut kontrollieren. »Jetzt bitte einatmen!«, kam die Stimme aus dem Lautsprecher, »PIEP«, dann Atem anhalten und wieder ausatmen. Kaum hatte ich mich an das Prozedere gewöhnt, war der Spaß auch schon vorbei. Die Tür ging auf: »Sie können die Arme vorsichtig herunternehmen!« Das war's dann auch schon. Im Gegensatz zur Chemotherapie ging die Bestrahlung relativ schnell, dafür musste ich fünf Tage die Woche kommen – nur am Wochenende gönnte man mir eine Pause. Fünf Wochen lang. Das Nervigste daran: das zeit- und nervenraubende Hin- und Hergegurke durch die Stadt. Ich verbrachte mit allem Drum und Dran locker zwei bis drei Stunden damit.

Am ersten Abend nach der Strahlentherapie stand ich mit Mina vor dem Spiegel und zeigte ihr meine Linien. »Warum machen die das?«, wollte sie wissen. Ich erklärte ihr: »Das ist wie beim Schießstand. Als ob die Mama die kreisrunde Zielscheibe wäre – und das Gerät soll ja auch treffen.« Das fand meine Tochter schlüssig, und ab dem Tag malte sie jeden Abend sorgfältig »meine Linien« nach. Diesen Job nahm sie sehr ernst und schimpfte mich nicht selten aus mit Worten wie: »Mama, du hast zu doll geduscht! Man sieht die Linien nicht mehr.« Ich fühlte mich schuldig und schrubbte fortan nicht mehr sooo stark. Und was soll ich sagen? Bis zum Schluss hatte ich immer perfekt gemalte Linien – und Mina eine sehr wichtige Aufgabe.

Am Ende der ersten Woche hatte ich eine besonders nette blonde Krankenschwester, die ich noch nicht kannte. Als sie bei mir das Gerät fixierte und auf mich einstellte, fragte ich sie:»Ich habe bisher keine Nebenwirkungen. Was meinen Sie, womit muss ich noch rechnen?« Da meinte sie ziemlich trocken:»Naja, Sie haben ja ziemlich kleine Brüste. Da können Sie froh sein, da kommt das dann erst zum Ende hin.« Entschuldigung?! Ich habe meine 75 B bisher nie als klein empfunden! Und musste grinsen. Denn auf meine Brüste lasse ich echt nichts kommen. Zwei Kinder hatte ich gestillt, eine brusterhaltende Operation gerade hinter mich gebracht – dafür waren die echt noch voll okay! Da gab es bei mir eher woanders was zu meckern.

Apropos meckern: Im Gegensatz zur Chemo gab es dieses Mal zunächst keine körperlichen Beschwerden. Zum Glück! Keine Übelkeit, keine Taubheitsgefühle … Yes! Ich war immer noch etwas lädiert von der Chemo und generell auf einem niedrigen Energielevel, aber mein Körper funktionierte so langsam immer besser. Ich merkte, dass ich weniger Pausen brauchte, es beim Sport besser lief und sich mein Schlaf verbesserte. Alles wurde besser. Nicht ganz wie früher. Aber ich war total froh über jede kleine Verbesserung.

Die Nebenwirkungen der Strahlung kamen tatsächlich erst eher zum Ende hin, damit hatte die nette Krankenschwester also recht. In Woche drei begann meine linke Brust zu spannen, die Haut drumherum war ziemlich rot. Tja, und was dann kam, scheint recht verbreitet zu sein: Die heftigen Strahlen verbrannten meine Haut. Zusätzlich reagierte ich auch noch mit einer juckenden Allergie. Erst war das bestrahlte Areal rund um die linke Brust nur rot, dann verfärbte es sich immer mehr und juckte ohne Ende. Im Gegensatz zu den Nebenwirkungen der Chemo empfand ich das als Peanuts, aber trotzdem nervte es. Die Ärzte gaben mir alle möglichen Salben mit, auch mit Kortison. So nach dem Motto:»Wenn die eine nicht geht, probieren Sie die andere.« Keine von ihnen half. Im Grunde wurde mir da wieder einmal klar, dass – so nett die Ärzt*innen auch sein mögen – sie eben auch manchmal ratlos waren. Nur zugeben konnten das offenbar die wenigsten. Mittlerweile sah die Rötung aus wie ein riesengroßer, bräunlicher Pigmentfleck. Ich cremte meine Brust morgens und abends ein, versuchte, Luft ranzulassen – daheim natürlich nur –, aber im Grunde brachte das alles nichts. Zum Ende der Strahlentherapie hatte ich eine riesige, bräunliche Färbung, die sich ständig ausgedehnt hatte. Oh Mann! Ich konnte nichts Ausgeschnittenes mehr tragen, weil der Fleck schon das Dekolleté erreichte. Das Jucken wurde irgendwann weniger und ich harrte der Dinge. Letztlich regulierte sich nach der Strahlentherapie alles wieder von selbst. Aber es sollte einige Wochen dauern …

# Der unerwartete Schock

Es war ein Dienstagabend und ich – mal wieder – im Auto auf dem Rückweg von der Strahlentherapie. Ich drehte gerade dreimal die Runde, um einen Parkplatz bei mir auf der Ecke zu finden. Manchmal checke ich im Auto auch nochmal kurz meine E-Mails am Handy, um in der Wohnung alles erledigt zu haben und ganz »präsent« für meine Kinder zu sein. Und da war sie endlich, die seit drei Wochen von mir erwartete Antwort von meinem Arzt mit den endgültigen OP-Ergebnissen. Mit zittrigen Händen öffnete ich die Mail. Ich war die ganze Zeit positiv in meinen Gedanken, wie auch schon im Herbst, als ich die Biopsie machen musste. Ich wusste ja schon: Die Lymphe war frei und der Ort, wo der Tumor saß, also an der linken Brust, ebenfalls. Der Arzt hatte mir ja auch Hoffnung gemacht und gesagt, er sei guter Dinge, dass das Restgewebe, das sie noch dreimal im Labor untersucht hatten, schon in Ordnung sein würde. Wir waren uns alle sicher: Meine Chemo war beendet. Ich war gesund! Davon gingen einfach alle aus.

Eigentlich freute ich mich also in dem Moment, als ich diese Mail sah, eher, endlich die Bestätigung und damit die Gewissheit zu bekommen, dass der letzte Tag meiner Strahlentherapie das Ende meiner zermürbenden Brustkrebstherapie war. Und dann das!

Fachchinesisch.

»Nach einer erneuten Wiederholung der Untersuchung

konnte bestätigt werden, dass es sich dabei um Karzinomanteile der Patientin handelt«, stand da. Und weiter:»Das Tumorgewebe ist als Restgewebe nach Chemotherapie zu werten.« Fragezeichen, Fragezeichen, Fragezeichen in meinem Kopf. Mein Herz raste. Was heißt das jetzt? Ist alles rausgeschnitten, es wurde ja schließlich einiges entnommen? Mein Arzt schrieb in der Mail auch, dass die Befunde auf der nächsten Tumorkonferenz besprochen würden und dass er sich in den nächsten Tagen melden würde. Ich war total durcheinander und rief sofort einen befreundeten Arzt an, um mir das Ganze übersetzen zu lassen. Der war dann sehr ehrlich zu mir und meinte:»Tanja, das sieht nicht gut aus! Die haben offenbar noch einen Minirest Tumorgewebe gefunden und sind sich vermutlich nicht sicher, ob alles raus ist. Sieht nach erneuter Chemo aus!«

Das ist die Antwort, die du nicht haben willst! Ich parkte endlich den Wagen und rief zurück in der Wohnung meine beste Freundin Karin an und ließ an ihr all meine Panik aus. Ich schrie regelrecht in den Telefonhörer.»Ich glaub es einfach nicht. Karin, ich soll nochmal eine Chemo machen. Das packe ich nicht, nicht noch einmal! Auf keinen Fall!« Karin versuchte mich zu beruhigen.»Tani, du hast es einmal geschafft, dann kriegst du es auch ein zweites Mal hin. Wir werden alle wieder für dich da sein«, sagte sie mit besänftigender Stimme. Mina war bei Oma und Nicolas hatte die Kopfhörer seiner Playstation auf und zockte. Deshalb war es mir in dem Moment egal, wie laut ich war.»NEINNNNNNNN«, schrie ich ins Handy. Ich musste Dampf ablassen, Frust, Verzweiflung, Enttäuschung. Es war dunkel, kalt, es regnete. Es war zu spät, um joggen zu gehen. Das hätte ich normalerweise gemacht. Denn ich hatte gerade wieder mit meinen Runden begonnen. Kleiner und langsamer als früher, aber immerhin. Am liebsten hätte ich mir jetzt die Joggingschuhe angezogen und wäre einfach losgelaufen. Um meine Emotionen loszuwerden. Wenn du weißt, du kommst um eine Chemo nicht herum, du musst wieder in die Folterkammer, die du ja nun auch schon kennst, dann willst du einfach nur laut schreien. Ich hätte mir gewünscht, dass der Doc mir diese Mail nicht jetzt geschrieben hätte, sondern erst dann, wenn er es mir auch genau hätte erklären können. Diese Fragezeichen, die mit so einer Pseudodiagnose einhergehen, waren für mich das Frustrierendste.

Ich stampfte wie ein kleines Kind durch die Wohnung. Ich schrie: »Ich will keine Chemo mehr! Ich mach das nicht!« Ich wollte das um keinen Preis akzeptieren! Karin, immer noch am Hörer, reagierte super verständnisvoll. Ich kenne sie seit 25 Jahren in- und auswendig, und sicherlich konnte sie auch deshalb genau das Richtige sagen: »Ich bin auch in der zweiten Chemo für dich da! Wir schaffen das!« Sie machte mir Mut, fing mich in diesem Moment auf, der sich wieder ein Stück weit wie ein freier Fall anfühlte.

Was tun in Krisenmomenten? Ganz instinktiv habe ich genau den richtigen Menschen angerufen. Trau auch du da deinem Bauchgefühl und entscheide intuitiv, wer dir wirklich guttut in so einer Situation.

Auch wenn meine Mutter die größte Stütze in meinem Leben ist, konnte ich sie nicht anrufen. Weil ich wusste, dass es in ihr riesige Sorgen auslösen würde. Das ging nicht. Sie hätte wahrscheinlich gesagt, ich komme sofort zu dir. Das wollte ich ihr nicht zumuten. Sie hatte sich, wie all die lieben Menschen um mich herum, so sehr mit mir über den positiven Verlauf meiner Behandlung gefreut, meine »Abkürzung«. Doch die ging jetzt wohl leider in die Verlängerung.

In der Nacht schlief ich überhaupt nicht. Mit meinem dicken Schlafanzug, Halstuch und zwei Decken – meine Grundausstattung seit der Behandlung mit der Kühlkappe – lag ich da und grübelte. In meinem Schlafzimmer war mittlerweile übrigens nichts mehr zu finden, was Strahlen absondern kann: Das Handy lag im Bad, ich hatte auf einen analogen Wecker ohne Strahlen umgestellt. Mein Kopfkino arbeitete. Ich hatte ungefähr tausend Bilder im Kopf: Ich sah mich wieder in der Chemo sitzen, Kühlkappe auf, gleich fröstelte es mich wieder am ganzen Körper. Dann dachte ich an meine Freundin Anja, die noch keine Ergebnisse hatte, weil sie etwas später war im Zyklus, und dachte: Ohne Anja geht es nicht. Anja hatte wie ich durch unseren Arzt die Möglichkeit einer frühen OP bekommen. Auch ihr Verlauf war wie meiner super gewesen.

Überhaupt wieder an dem Punkt zu sein, nochmal quasi von vorne anzufangen kam mir völlig absurd vor. Ich war hellwach, schaute um 2.30 Uhr auf den Wecker, um 2.45 Uhr, um 3.30 Uhr ...

Ich befand mich in einer Art Schockstarre, Tränen konnten nicht fließen – wie so oft bei mir. Es fühlte sich genauso an wie im Herbst, als ich die Diagnose bekommen hatte. Ich hatte in dem Moment alle Tools, die mir helfen sollten, vergessen. Ich wollte mich freimachen von den negativen Gedanken, aber das Kopfschließfach war leider fest verschlossen, ich kam nicht dran.

Nach dieser Nacht wusste ich aber, dass ich mich damit nicht zufriedengeben konnte. Ich musste noch weitere Meinungen einholen – wieder einmal. Am nächsten Tag versuchte ich, erstmal den Arzt zu kontaktieren, um zu erfahren: Was soll ich jetzt machen? Ist die Chemo ein Muss? Reicht die Strahlentherapie denn nicht aus? Kann die nicht vielleicht dieses Restgewebe abtöten? Das konnte mein befreundeter Arzt natürlich auch nicht beantworten, weil er ja keine Krankenakte von mir hatte. Den Professor erreichte ich nicht. Also forderte ich die Unterlagen im Krankenhaus an. Ich rief dort an und hatte immerhin eine freundliche Krankenhausmitarbeiterin am Apparat. «Können Sie mir bitte meine Krankenakte schicken?«, fragte ich. Die Antwort lautete:»Nein.« Weil der Arztbrief noch nicht da war. Dann meinte ich:»Dann schicken Sie mir das, was Sie haben.«»Okay, machen wir!« Hartnäckig bleiben, sich nicht abspeisen lassen, das ist nach wie vor mein Rat. Jeder hat ein Anrecht auf seine Unterlagen. Jeder kann sie sich schicken lassen, das ist das Recht jedes Patienten. Auch wenn der abschließende Brief noch nicht geschrieben ist – was bei mir auch der Fall war.

> **TIPP** Fordere immer alle Arztbriefe und Unterlagen ein, das steht jedem zu und ist wichtig für weitere Meinungen und Untersuchungen.

Für mich war es wichtig, die Unterlagen zu haben, weil ein anderer Arzt ja auch nur auf dieser Grundlage meine Situation wirklich beurteilen konnte. Dann sprach ich mit drei Ärzten, die meinen Krankheitsverlauf auch schon kannten. Alle waren der Meinung: Sicher ist sicher! Nochmal eine Chemo drauf! Bis dahin konnte mir aber trotzdem keiner sagen, was richtig war. Es gab einfach keine eindeutige Diagnose, ob noch ein Tumorrest in mir drin war oder ob es sich vielleicht doch nur um Restgewebe handelte, das der Körper noch nicht ausgeschieden, also verstoffwechselt hatte. Als ich meinen operierenden Arzt erreichte, redete auch er um den heißen Brei herum. Weil keiner in dem Moment mit Bestimmtheit sagen konnte, ob sie wirklich alles herausgeschnitten hatten. Man muss dazu sagen: Dieser Minirest

wurde nur entdeckt, weil die stichprobenartige Gewebeent-
nahme im Zuge der Operation mehrfach untersucht wurde.
#triplecheck.

Ich war schlichtweg ein wirklich sehr spezieller Fall. Es ist
so unwahrscheinlich, dass alle Lymphknoten frei sind und
sie dann aber so einen Minirest finden. Aber wenn dieser in
der Brust ist, kann er über das Blut letztlich überallhin gelangen – egal wie miniklein die Tumoranteile in ihm auch
sind. Es bestand also bei mir ein Restrisiko, und das wollten
die Ärzte mit Strahlentherapie und noch einer anschließenden zweiten Chemotherapie ausmerzen. Ich fügte mich in
mein Schicksal, auch wenn sich innerlich alles in mir dagegen
sträubte.

Die zweite Chemo wurde ebenso wie meine erste für zwölf
Wochen angesetzt. Problem in dem Moment: Beim ersten
war das Ziel, dass ein zwei Zentimeter großer Tumor ver-
schwand. Da habe ich ja beim Ultraschall alle drei Wochen
gesehen, dass es funktionierte, dass dieser Tumor, die blöde
Mistbeule, wirklich immer kleiner wurde durch all die Chemie. Ich wusste, ich kam meinem Ziel Schritt für Schritt
immer näher, und hatte jederzeit klar vor Augen, weshalb
ich diese Tortur ertrug. Doch jetzt war es anders: Der Tumor
war ja schon weg. Ein Ultraschall war überflüssig, man würde
sowieso nichts mehr sehen. Diese kleinen Karzinomanteile
waren durch kein medizinisches Gerät erkennbar – weder via
Ultraschall noch MRT. Deswegen war es jetzt irre schwierig
für mich, ein Ziel zu haben. Ich hoffte einfach, dass diese
zweite Runde Chemie alle Karzinomreste, so klein sie auch
sein mochten, ein für alle Mal zerstören würde. Letztlich
konnte mir das aber auch am Ende der zweiten Chemotherapie keiner wirklich garantieren, ob das geklappt hat.

Eines Tages – ich wartete noch auf meine Unterlagen – rief Anja an. Es war ein schöner sonniger Tag und ich war gerade mit meiner Tochter Mina auf dem Spielplatz um die Ecke im Kiez. Mein Handy klingelte, Mina saß oben auf der Rutsche und winkte zu mir herunter. Ich grinste sie an, dann sah ich Anjas Nummer im Display. Endlich! Ich hatte ja auch bei ihr mitgefiebert. Gleicher Tumor, gleiche OP mit 50/50-Chance, aber vier Wochen nach mir. Sie weinte fast am Telefon, als sie mir sagte:»Tanja, ich bin so überglücklich! Alles ist gut!« Ich freute mich irre für sie. Gleichzeitig musste ich auch schwer schlucken. Sofort fügte sie hinzu: »Ich wünschte mir das so sehr für dich, dass es bei dir auch so wäre!« Sie war völlig aus dem Häuschen, aber definitiv mit angezogener Handbremse aus Rücksicht vor meinen Gefühlen. Bei jedem zweiten Satz schob sie nach:»Es tut mir so leid für dich!« Ich sagte:»Wir freuen uns jetzt erst mal für dich! Das ist doch eine super Nachricht!« Wie sehr hätte ich mir die auch für mich gewünscht. Gleichzeitig freute ich mich wirklich so sehr für meine Freundin.

Ich fing an zu rechnen: drei Monate Chemotherapie. Mein zweieinhalbwöchiger Sommerurlaub auf Rhodos war ab Mitte Juli geplant. Ich sah mich da am Strand sitzen, glückliche, beschäftigte Kinder, ein laues Lüftchen, blauweiße Oasen, Berge von frischem Obst, Oliven, Feta, griechischen Salat vor mir – und ich würde dann alles hinter mir gelassen haben, was mit dem Thema Krebs zu tun hat. Eigentlich müsste ich sofort loslegen, damit das überhaupt zeitlich funktionierte, denn mit meinen beiden Schulkindern war ich schließlich gebunden.

Aber ich war ja noch mitten in der Strahlentherapie, die noch zwei Wochen dauern sollte. Mein Plan konnte also nur aufgehen, wenn ich beides parallel machte …

Ich saß also wieder in meiner onkologischen Praxis, die ich jetzt leider nur zu gut kannte. Der Geruch stieg mir sofort in die Nase, als die Sprechstundenhilfe Sabine mich mit ihren gütigen braunen Augen nett, aber irgendwie auch mitleidig anlächelte. »Frau Bülter, wir haben nicht erwartet, Sie so schnell wiederzusehen!«, begrüßte sie mich. Dann saß ich wieder meinem Arzt gegenüber, der schon die erste Chemotherapie bei mir ambulant gemacht hatte. »Das ist ein Fall, den ich selbst noch nie in meiner über dreißigjährigen Laufbahn hatte, dass jemand freiwillig Strahlen- und Chemotherapie parallel machen möchte«, erklärte er mir. »Wollen Sie das wirklich? Das ist hart für Ihren Körper.« Mich verunsicherte das in dem Moment nicht. Ich war einfach nur wild entschlossen, mir mein Ziel vor Augen nicht nehmen zu lassen, meinen Sommerurlaub in Griechenland. »Ich möchte das aber durchziehen. Wenn es denn überhaupt geht.« Fragend sah ich ihn an. Dann hat er den Strahlenexperten aus dem Klinikum angerufen, ihm die Situation erklärt und sich das Go für die zeitgleiche Chemo eingeholt. Ich holte meinen rosafarbenen Nachsorgepass raus. Auf dem prangte vorne links dezent »Tumorzentrum Berlin e.V.«. All meine Termine wurden hier eingetragen sowie auch die Blutwerte, wie es jeweils um die weißen Blutkörperchen bestellt war. Nun stand es da schwarz auf weiß: Ich starte erneut mit einer Chemotherapie. Mein Arzt erklärte mir, dass ich sie ab nächster Woche antreten könne und dieses Mal eine andere Chemie eingeflößt bekommen sollte – jetzt Paclitaxel statt EC. Dann sprach er von den möglichen Nebenwirkungen: »Die Nervenenden der Hand- und Fußinnenflächen können taub werden, die Nägel an Füßen und Händen können kaputt gehen, ja, sogar ausfallen. Die Gefahr einer Allergie, die pustelartigen Ausschlag auf dem ganzen Körper, auch im Gesicht auslösen kann, ist groß. Das müssen Sie wissen.« Great!

Ich nehme bitte die Variante im Gesicht – für meinen Beruf als Moderatorin kommt das doch wie gerufen. Manchmal konnte ich das Ganze nur mit schwarzem Humor ertragen. Ich fragte noch: »Und was ist mit der Übelkeit?« Die war für mich während der ersten Chemo ja das Schlimmste. »Das tritt bei dieser Chemo so gut wie gar nicht auf«, antwortete er. Ich wusste ja, ich hatte keine andere Wahl, also, egal, friss oder stirb. Pusteln im Gesicht wollte ich natürlich auch nicht! Und keinen Tastsinn mehr. Mein Arzt sah meinen erschrockenen Gesichtsausdruck und meinte dann beschwichtigend: »Frau Bülter, das kann passieren, es muss aber nicht.« Bis Montag dann!

Am Empfang erklärte mir die Sprechstundenhilfe, dass am Montag keine Kühlkappe mehr frei sei – es war ja auch schon in fünf Tagen. Und die beiden Kühlkappenplätze waren heiß begehrt. Ich guckte sie an und meinte: »Ich habe doch nicht 14 Wochen eine getragen, um jetzt damit aufzuhören!« Und sie so: »Wir haben ja auch nicht damit gerechnet, Frau Bülter, dass Sie hier schon wieder starten!« Ich war schon total verzweifelt: »Na, ich ja auch nicht.« Daraufhin telefonierte sie wie wild und legte einen anderen Termin netterweise um, sodass ich doch mit Kühlkappe starten konnte. Am liebsten wollte ich ihr ein Küsschen auf die Wange geben. Wenigstens noch eine kleine Erleichterung an diesem Tag! Hätte auch nicht gedacht, dass ich mich mal über einen Chemotermin freuen würde …

Am Wochenende waren zwei meiner besten Freunde, Kerstin und Kena, zu Besuch, um mich nochmal auf andere Gedanken zu bringen. Zuerst machten wir gemeinsam eine Runde entspanntes Hatha Yoga. Dann holten Kerstin und ich bei einem neuen Asiaten in Mitte super leckeres Essen. Soulfood. Ich war gechillt und entspannt. Wir sprachen natürlich auch über die Chemo. »Komm, dein Immunsystem hat sich doch schon gefangen. Du warst beim Yoga schon so kräftig! Du hast jetzt den Vorteil, zu wissen, was dir guttut während der Chemo!«, sprach Kerstin mir Mut zu. »Du bist so stark! Du schaffst das!« Wie gern hätte ich mich in dem Moment feste drücken lassen von ihr, aber zu meinem Krebs kam ja auch noch die Pandemie. An dem Abend wollte ich mir dennoch wirklich was gönnen, noch ein Stück Normalität. Dazu gehörte für mich auch ein Glas Wein mit Freunden. Obwohl ich wusste, dass es für den Körper im jetzigen Zustand natürlich nicht gut war. Aber das eine Glas mehr oder weniger würde nun auch nicht bewirken, dass sich die Tumorreste zu einem großen Ganzen zusammenschlossen, redete ich mir gut zu. Ich war definitiv entspannter als vor der ersten Chemo, weil ich ja doch irgendwie wusste, was auf mich zukam. Und noch einen Vorteil gab es: Eine Chemo mit Kühlkappe in einem warmen Monat zu starten macht sie zwar immer noch nicht zu einem Erholungsurlaub, aber definitiv besser erträglich als im Winter, wo einem sowieso schon immer kalt ist.

# Wer will noch mal, wer hat noch nicht? Chemotherapie, die zweite

An dem Montagmorgen war eigentlich alles wie immer. Nur Karin und Bianka standen diesmal nicht in den Startlöchern. Auch wenn sie darauf gepocht hatten, mich wieder von meiner Praxis abzuholen, hatte ich es ihnen erfolgreich wieder ausgeredet. »Ich schaffe das allein! Ich bin jetzt schließlich ein alter Hase«, erklärte ich. Mir kam es vor wie business as usual. Auch dieses Mal hatte ich mir bei Netflix wieder eine Serie runtergeladen: »Downton Abbey« sollte es für diese Runde werden. Alles für den Termin wieder einzupacken in meine große silberne Tasche ging mir flott von der Hand. Mein wirklich empathischer Sohn Nicolas drückte mich zum Abschied nochmal feste und meinte: »Mama, wird schon alles!« Dieses Mal fuhr ich mit meinem schwarzen Hollandrad, statt wie im Winter zu laufen.

Als ich so weit vorbereitet und mit Kühlkappe auf dem Kopf dalag, erklärte mein Arzt mir nochmal: »Frau Bülter, das hier sind andere Beutel, die gehören zur Gruppe der Taxane, unter anderem enthalten sie einen Wirkstoff, der sehr müde macht. Seien sie darauf gefasst.« Ich dachte noch: »Er muss sich doch konzentrieren! Sonst sticht er noch daneben!« Aber zack, die Nadel war drin, der Beutel dran. Und er hatte kaum meine Nachbarin zu meiner Linken versorgt, schon fielen mir die Augen zu. Ich befand mich in einem angenehmen Dämmerzustand, nur die Nadel zwickte ein bisschen, aber das waren doch Peanuts! Müssen ja nur vier Beutel in mich rein. Plus abschließendem Cool Down. Dann mit nassen Haaren rauszugehen war auch nicht so unangenehm wie im Winter.

Als ich dann aber nach Hause kam, war ich wie erschlagen. Ich konnte nichts mehr machen, mich nur noch aufs Sofa legen und dort bleiben. Weil ich davon überzeugt war, dass ich das alles allein schaffen würde, hatte ich jede Hilfe abgelehnt. In dem Moment ärgerte ich mich maßlos über mich selber und meine Dickköpfigkeit.

> **TIPP** Es ist völlig okay, Hilfe anzunehmen. Hab an der Stelle keinen falschen Stolz!

Nun konnte ich mich aber wirklich einfach nicht mehr von der Couch bewegen. Also wartete ich nur, bis mein Sohn nach Hause kam. Ich lag völlig apathisch da, der Fernseher lief zwar, aber ich war noch nicht mal in der Lage, die Nachrichten wirklich aufzunehmen. Dann bat ich meinen Teenagersohn, Essen für uns zu holen. Es gab Sushi, mal wieder. Wir lieben es eben beide. Danach sofort ab ins Bett. Ich horchte dauernd in mich rein: Irgendwas musste doch noch passieren! Wird mein Arm taub? Wird mir schlecht? Ich konnte es kaum fassen, dass da erstmal keine weiteren Nebenwirkungen waren. Meine Nacht war auch prima, ich schlief vor Erschöpfung einfach gut durch. Am nächsten Tag rief ich meine gute Bekannte Conny an. Diese hatte im Februar von meiner Erkrankung in der Presse gelesen, mich daraufhin angerufen und mich in ihre Krankheitsgeschichte eingeweiht – sie hatte tatsächlich einen ähnlichen Verlauf und schon einen Zyklus mit Paclitaxel hinter sich. Daher wollte ich nun von ihr wissen, was ich möglicherweise zu erwarten hatte. Das war sehr erfreulich, weil sie meinte, dass sie bis auf super brüchige, dunkle Nägel keine Einschränkungen und in all den zwölf Wochen keine anderen Nebenwirkungen gehabt hatte. Wow! Das fühlte sich durchs Telefon an wie ein Sechser im Lotto. Dann gab sie mir noch einen Tipp: Ihre Handinnenflächen seien zwar nicht taub geworden, aber eine kleine Form von Gefühlseinschränkung gab es da schon – wogegen ihr nach ihrem Empfinden schon eine tägliche kurze Massage mit einem Noppenball geholfen habe. Deshalb machte ich das nun auch drei bis vier Minuten täglich mit meinem gelben, tennisballgroßen Noppenfreund. Ob es geholfen hat, kann ich nicht sagen, aber manchmal versetzt der Glaube ja Berge. Auch für die Nägel gab Conny mir einen Tipp:»Sililevo Hydrolack« – bekommt man in der Apotheke und stärkt die Nägel.

Ich fand es furchtbar, dass ich diese zweite Runde Chemotherapie auch noch ertragen musste. Aber ich sagte mir immer: Wenigstens kannst du dir nie vorwerfen, dass du nicht alles gemacht hast, um diese Krankheit zu bekämpfen – und das war ich meinen Kindern einfach schuldig. Das hat mir nochmal vor Augen geführt, dass der Weg jetzt, so hart er sein mochte, der richtige war. Zwei Wochen später, kurz vor dem nächsten Schuss, lag mein Power-Level bei 60 Prozent im Vergleich zur Leistung der Vorkrebs-Tanja. Dass ich überhaupt joggen gehen konnte, wenn es auch nur drei statt sechs, sieben oder acht Kilometer waren, machte mich glücklich. Mit meinen neuen Joggingschuhen an den Füßen drehte ich gaaaaanz langsam eine erste Runde um meinen geliebten See – es klappte, wenn ich auch ziemlich k.o. war. Eine Runde sind 1,6 Kilometer. Und ich traute mich, noch eine weitere zu laufen. Es war wie »nach Hause kommen«, hier hatte ich vor meiner Diagnose zweimal wöchentlich gejoggt. Immer mit dem Blick auf den kleinen Stadtsee, der eingebettet in einen kleinen Wald unweit vom Kurfürstendamm lag. Schlafen konnte ich auch prima, wenn auch nicht so wie in der Pre-Krebs-Phase. Alles war besser als in Runde eins – und ich heilfroh, dass alle anderen angekündigten Nebenwirkungen ausblieben. Für die Chemotage wappnete ich mich auch besser. Entweder kochte meine Mutter Essen vor oder meine liebe Nachbarin Hanna zauberte was mit ihrem Thermomix. Auch sie hatte, wie viele andere, aus der Zeitung von meiner Erkrankung erfahren und mir danach ihre Hilfe angeboten, egal bei was. Wir wohnen vis à vis und mögen uns sehr gern. Jetzt kam ich gern auf ihr Angebot zurück. Denn nach so vielen Stunden in der Praxis kam ich jedes Mal hungrig nach Hause. Es war schön, dass immer jemand in der Nähe war, denn auch wenn mein Gesamtzustand viel besser als im Winter war, wollte ich kein Risiko eingehen.

Diese Chemo fühlte sich letztlich wirklich anders an, die Chemie dieser Infusionsbeutel vertrug ich viel besser. Zeit, um auch mal wieder auszugehen, Spaß zu haben, das Leben zu genießen …

# Changes – und wie war das mit dem Sex?

So lange hatte ich mich nun schon eingeigelt, so lange drehte sich alles in meinem Leben nur um die Krankheit, um Ängste im Kopf und Übelkeit im Magen. Meine Freunde überredeten mich, dass es nun an der Zeit war, mal wieder auszugehen. Die Corona-Beschränkungen wurden weniger, die Restaurants durften endlich öffnen, sprich: Berlin, Deutschland, begann wieder »zu leben«. Und ich auch. Schließlich gab es da auch jemanden, den ich schon letzten Spätsommer kennengelernt hatte. Doch bevor wir damals eine echte Chance aufs Kennenlernen hatten, riss mich meine Diagnose aus dem »Liebes«-Leben. Warum nicht jetzt genau da anknüpfen? Die Gespräche, die Chats auf dem Handy, seine liebevolle und auch bewundernde Art beflügelten mich. Ich fühlte mich endlich mal wieder weiblich, begehrenswert. Aber auch verletzlich wie nie zuvor. Da war nicht nur die Narbe an meinem Körper, sondern auch eine Schranke im Kopf. »Tanja, du bist noch in der Behandlung, du kannst dich doch jetzt nicht mit deiner Libido beschäftigen«, flüsterte mir mein eigenes Ich zu. Doch ich schmiss alle negativen Gedanken über Bord, davon hatte ich in den letzten Monaten einfach zu viele, und stürzte mich lebenshungrig ins Flirt-Abenteuer.

Am Freitagabend hieß es nun also Datenight statt another f**ing Netflixserie. Nach unserem Restaurantbesuch beim Koreaner gingen wir zu mir. Es war ein lauer Sommerabend.

Als wir dann Wein trinkend auf dem Daybed auf meiner Dachterrasse lagen, flimmerte die Luft. Und ich fragte mich unwillkürlich: Wie würde sich wohl Sex mit meinem »neuen Körper« anfühlen? Würde ich irgendwo Schmerzen haben? Ich fühlte mich unsicher wie selten zuvor in so einer Situation. Wie ein Teenager. Und dann das: Sex tat wirklich weh. Denn mir war bis dato nicht deutlich gesagt worden: Eine Chemotherapie trocknet die Schleimhäute aus, ÜBERALL! Das musste man erstmal wissen. Auf diesen Überraschungsmoment war ich echt nicht gefasst. Aber für solche Situationen hat ja sogar jede Drogerie um jede Uhrzeit die richtigen Hilfsmittel – die uns mit etwas Humor eine trotzdem wunderschöne Nacht bescherten.

Das klappte natürlich nur, weil ich einen unglaublich empathischen Mann an meiner Seite hatte, bei dem ich mich vollständig fallen lassen konnte. Sehr viel jünger, sportlich, ehrgeizig und extrem einfühlsam. Irgendwie fand er immer die richtigen Worte, obwohl wir uns kaum kannten. Er fand mich schön, so wie ich war, und beteuerte das immer wieder. Offenbar hatte er sich trotz meiner schlimmen Krankheit in mich verliebt. Und: Er war all die Monate, in denen wir uns nicht gesehen hatten, hartnäckig an mir »drangeblieben«. Das rührte mich am allermeisten. Wir verabredeten uns, hatten tolle, sehr intensive Gespräche und lachten extrem viel miteinander. Das tat so gut, es fühlte sich unbeschwert an. In vielen Momenten war der Brustkrebs gar nicht mehr da. Ich genoss die Aufmerksamkeit, die wenigen Stunden zu zweit. Für mich war das ein totaler Booster!

Aber mein eigener Körper war mir einfach an vielen Stellen fremd. Das wurde mir nicht nur durch die Begegnungen mit ihm bewusst. Denn als wären meine trockenen Schleimhäute nicht schon genug, kriegte ich plötzlich dauernd Hitzewallungen. Ständig und überall lief mir der Schweiß aus allen Poren, vor allem nachts. Von der Heizkissen-Tanja zur Ich-schwitze-alle-Nachthemden-durch-Tanja. Wahnsinn. Die Ärzte hatten mir schon zu Beginn vorhergesagt, dass eine Chemotherapie Frauen direkt in die Menopause befördern könnte, aber das hatte ich gedanklich sehr weit weggeschoben. Doch nun gab es kein Zurück mehr: Meine Wechseljahre waren da. Bravo! Noch eine »Nebenwirkung« mehr. Ich konnte das Wort schon gedanklich rückwärts buchstabieren. Gegen meine innerlichen Wärmewellen half allerdings kaum etwas, zumindest schieden in meiner Situation Hormontherapien aus, welche die meisten Frauen in dem Fall starten können. Ich nahm ein pflanzliches Mittel, das zumindest meine nächtlichen Schwitzattacken etwas milderte. Und: Ich buchte ein Yoga-Retreat bei Kerstin. Ich kam immer mehr zu Kräften und merkte, dass mir Yoga, Meditation und sämtliche Arten von Bewegung erneut sehr dabei halfen, mehr »in meinem Körper zu sein«. Und Kerstin hatte bemerkt, dass man auch mit regelmäßigen Yoga-Asanas, Atemübungen und Meditationen einige Beschwerden der Menopause mindern könne. Das wollte ich herausfinden.

INTERVIEW

**PROF. DR. MED. DIANA LÜFTNER**
Fachärztin für Innere Medizin mit Schwerpunkt Hämatologie und Onkologie, Spezialisierung im Bereich Senologie

**T. B.: »Warum katapultiert mich die Chemotherapie direkt in die Wechseljahre?«**
DIANA LÜFTNER: »Grundsätzlich muss nicht jede Chemotherapie zur Menopause führen. Es kommt auf das Alter der Patientin und die Wahl der Chemotherapie

an. Ist die Patientin bei Einleitung der Chemotherapie über 40 Jahre alt, wird jede Form der Chemotherapie sehr wahrscheinlich dazu führen, dass nach Beendigung der Therapie die in diesem Alter ohnehin schon eingeschränkte Reserve an Eizellen weitgehend aufgebraucht ist. Dann kommt der Zyklus nicht mehr in Gang. Bei deutlich jüngeren Frauen, insbesondere bei Einleitung der Therapie vor dem 30. Lebensjahr, kommt der Zyklus oft wieder in Schwung. Die individuelle Schwankungsbreite ist hier durchaus groß. Chemotherapie bei Brustkrebs enthält oft das Medikament Cyclophosphamid, das als sehr effektiv für die Behandlung von jeder Art von Brustkrebs gilt. Es ist besonders schädlich für die Eizellreserve; man muss davon ausgehen, dass mindestens 50 Prozent der Patientinnen danach sehr in ihrer natürlichen Fruchtbarkeit eingeschränkt sind.«

T. B.: »Bleibt man danach in der Menopause oder kann der Körper sich selber wieder ›regulieren‹? Kann man dafür etwas tun?«

DIANA LÜFTNER: »Altersabhängig kommt nach einer Chemotherapie der Zyklus wieder in Gang oder nicht. Tatsächlich kann die Patientin hier durch ihre Lebensführung an sich nichts tun. Allerdings kann man bei jungen Frauen mit noch nicht abgeschlossener Familienplanung durch die Gabe eines sogenannten ›GnRH-Analogons‹ die Eierstöcke unter der Therapie ›schlafen legen‹. Hier wird die Hirnanhangdrüse ›ausgetrickst‹ und stimuliert die Eierstöcke unter der Behandlung nicht mehr. Allerdings ist der Effekt begrenzt, die Anzahl an Patientinnen, die danach wieder einen normalen Zyklus haben, ist nur gering erhöht. Auch muss ein Zyklus nicht bedeuten, dass danach erfolgreich eine Schwangerschaft ausgetragen wird.«

T. B.: »Ist man nach einer Chemotherapie generell unfruchtbar? Was raten Sie Frauen mit Kinderwunsch?«

DIANA LÜFTNER: »Eine Frau ist nicht zwangsläufig nach einer Chemotherapie unfruchtbar, kann es aber je nach Alter oder Therapie sein. Frauen mit Kinderwunsch sollten sich unbedingt von ihrem behandelnden Gynäkologen beraten lassen und/oder sich in einer Kinderwunschpraxis vorstellen. Es besteht die Möglichkeit, Eizellen einzufrieren (dies ist neuerdings auch eine Kassenleistung). Theoretisch kann man auch Eierstockgewebe operativ gewinnen und einfrieren. Diese Prozedur wird derzeit in Deutschland leider immer noch nicht von den Gesetzlichen Krankenkassen übernommen.«

T.B.: »Was kann ich gegen typische Nebenwirkungen der Wechseljahre wie Hitzewallungen tun? Gibt es bei verschiedenen Tumoren verschiedene Behandlungsmöglichkeiten?«

DIANA LÜFTNER: »Es gibt mehrere unterschiedliche Arten von Brustkrebs, bei deren Behandlung man eine Chemotherapie und/oder eine Hormontherapie einbindet. Beides kann eine zwischenzeitliche oder auch permanente Menopause auslösen. Die Endstrecke der Behandlung von Hitzewallungen ist aber immer die gleiche und nicht vom Tumortyp abhängig. Die besten Daten zur Reduktion von Hitzewallungen liegen für körperliche Betätigung/Sport vor und für Mind-Body-Medizin wie zum Beispiel Yoga oder allgemein Achtsamkeitstraining. Medikamente können ausprobiert werden, bringen aber wieder neue Nebenwirkungen mit sich und gelten als Reservemaßnahmen.«

T. B.: »Thema Scheidentrockenheit: eine Nebenwirkung der Chemo oder auf die Wechseljahre zurückzuführen?«

DIANA LÜFTNER: »Hier kann man klar sagen: beides. Zum einen sind die Wechseljahre ein Effekt der Chemotherapie, aber auch die Schleimhautzellen der Vagina werden natürlich in ihrer Erneuerung gehindert. Es fehlt also zum einen das Östrogen (Effekt der Wechseljahre), zum anderen wird die Zellerneuerung der vaginalen Schleimhaut direkt durch die Chemotherapie gestört. Beides addiert sich ggf. auf.«

**T. B.: »Wie lange bleibt dieser Umstand in der Regel bestehen?«**

DIANA LÜFTNER: »Der Östrogenmangel der Wechseljahre bleibt bestehen, die Störung der Zellerneuerung in der Vagina geht mit dem Ende der Chemotherapie wieder weg und erholt sich. Das dauert in der Regel einige Wochen.«

**T. B.: »Was kann ich dagegen tun?«**

DIANA LÜFTNER: »Die üblichen Maßnahmen mit Gleitmitteln sind unterstützend hilfreich. Wenn tatsächlich Schmerzen beim Verkehr bestehen, empfehlen die Gynäkologen Kuren mit Östriol, einem Östrogen, das als nicht gefährlich gilt in dieser kurzen Anwendungszeit. Bei dreifach negativem Brustkrebs, der ja nicht hormonabhängig ist, darf man an dieser Stelle ohnehin unbesorgt sein.«

**T. B.: »Sex während einer Chemo- bzw. Strahlentherapie: empfehlenswert oder nicht?«**

DIANA LÜFTNER: »Es gibt keinen Grund, enthaltsam zu leben, gerade wenn man Zuwendung und Nähe besonders braucht.«

# Wenn Tränen fließen

Beflügelt durch diese »andere« Chemo, die ich viel besser vertrug, und durch meinen Dauerflirt, fühlte ich mich kräftig genug, um ein richtiges Yoga-Retreat durchzustehen – fünf extrem intensive und fordernde Tage auf Rügen sollten es werden. So etwas hatte ich noch nie zuvor gemacht. Da waren ja auch immer all meine Verantwortlichkeiten: die Arbeit, die Kinder, der Haushalt … Jetzt aber bot meine Mutter an, die Kinder zu nehmen. Was hätte ich nur ohne sie gemacht? Ich wusste die Kids also bestens versorgt und konnte mich voll und ganz auf diese Zeit einlassen. Fünf Tage bekocht werden, mich nur um mich kümmern, den Körper stärken. Ich war beseelt! Und wild entschlossen, meine müden Knochen in Schwung zu bringen.

Ich tuckerte also die knapp vier Stunden in meinem Auto bis auf die Ostseeinsel. Die Gruppe bestand aus zehn Leuten aus allen Teilen Deutschlands: teilweise allein, alt und jung, Yoga-Erfahrene, aber auch Anfänger wie ich. Wir waren in einem großen Backsteinhaus untergebracht, das mitten im Grünen lag. Kaum Handy-Empfang, Digital Detox – ob gewollt oder nicht. Es war in dem Moment genau das, was ich brauchte. Jeden Tag wuchs die Gruppe enger zusammen.

Zweimal täglich praktizierten wir Yoga, gingen wieder die Chakren durch. Ich merkte, wie ich immer beweglicher wurde, mein Körper mehr und mehr wieder meiner wurde, ich mich auf diese Reise zu mir selber einließ. Ohmmm!

Dann kam der Tag, an dem wir Asanas für das Herzchakra übten: Immer wieder ging es darum, den Herzraum zu weiten, was körperlich, aber auch seelisch intensiv war. Als ich mich in einer Position weit nach vorne dehnte, musste ich allerdings ganz plötzlich bitterlich weinen. In einer relativ simplen Yogaposition, die laut Kerstin den Herzraum öffnet, brachen bei mir alle Dämme – und ich konnte gar nicht mehr aufhören zu schluchzen.

Alles kam hoch – die Angst, die Chemo, die Qualen, die Sorge um die Zukunft, einfach alles. Weil wir zu zehnt im Kurs waren, versuchte ich, nicht ganz so aufzufallen, spürte aber, dass es immens wichtig war, alles herauszulassen. Die meisten hier hatten Gefühlsausbrüche, das gehörte dazu, und das war auch gut so. Danach fühlte ich mich total befreit. Und mir wurde bewusst, dass ich all die Monate über meine Emotionen, meine Tränen zurückgehalten hatte. Ich wollte vor allem vor meinen Kindern nicht noch schwächer auftreten, als ich mich ohnehin fühlte. In diesem Moment, in dem lichtdurchfluteten Yogaloft auf Rügen, konnte ich endlich loslassen. Weit weg von zuhause. Unglaublich weit weg von der Mistbeule. Es tat so gut.

Und ich weiß jetzt, dass es keine Schwäche ist, zu weinen. Im Gegenteil: Es baut Stress ab und befreit von belastenden Emotionen.

Das hätte ich gerade in den sehr fordernden Phasen wie etwa der Zeit der Diagnose, während der Übelkeitsattacken oder bei meinem Rückfall öfter tun sollen. Nie wieder würde ich mich über so einen langen Zeitraum geißeln und meine Tränen unterdrücken. Das war echt blöd von mir.

Ich war so dankbar für diesen besonderen Moment, der mir gezeigt hat, dass Gefühle zeigen eine echte Form von Stärke ist. So eine Yoga-Mini-Kur fernab von zuhause kann wirklich kleine Wunder bewirken. Mir ging es physisch und psychisch so gut wie schon lange nicht mehr. Ich hatte die Zeit voll genutzt, um mich ganz auf mich zu konzentrieren und meine Akkus aufzuladen. Seit diesem Zeitpunkt »verstecke« ich mich nicht mehr. Es gibt auch jetzt noch, wo ich diese Zeilen schreibe, immer mal wieder Situationen, die mich zum Heulen bringen. Nicht mehr so krass wie beim Yoga-Retreat. Aber mir tut es seitdem immer immens gut, alles rauszulassen.

Es waren nur noch wenige Chemositzungen, die ich vor mir hatte, und mein lang ersehnter Sommerurlaub, mein Sehnsuchtsmoment, rückte nun immer näher. Doch glatt sollte es einfach noch nicht laufen ...

# Kehrtwende:
# Ich verliere Haare

Eines Morgens stand ich vor dem Spiegel, kämmte meine Haare – und merkte, dass die Bürste schon nach zwei Strichen voll mit Haaren war. Das konnte doch nicht sein, oder? Damit hatte ich so gar nicht mehr gerechnet, weil ich voll und ganz auf meine Kühlkappe setzte, die im ersten Chemodurchgang so treue Dienste geleistet hatte. Umso härter traf es mich jetzt.

Ich rannte die Treppen hinunter und schloss mein Auto auf, denn ich musste zur Strahlentherapie – VOR der Chemo am Nachmittag wohlgemerkt. Die beiden Behandlungen hatten sich ja eine Zeitlang überschnitten. Das bedeutete in erster Linie zeitlichen Stress für mich. Ob das an den Nerven zehrte, den Haarausfall begünstigte? Keiner wusste darauf eine Antwort.

Die folgenden Tage ging es so weiter. Immer wenn ich meine Haare bürstete, kämmte oder auch wusch, fielen sie mir vermehrt in die Hände. Selbst im Duschsieb sammelten sich immer mehr lange blonde Haarbüschel. Als sich meine Tochter Mina beschwerte:»Mama, deine Haare sind ja überall, selbst auf meinen Socken!«, wurde ich traurig.

Einen hundertprozentigen Schutz bietet die Kühlkappe eben nicht, obwohl sie echt super ist – das war mir immer klar. Ich wusste auch, dass es wirklich prima Perücken gab, aber das war ein Thema, mit dem ich mich bisher nicht auseinandersetzen musste, und ich wollte eigentlich auch jetzt nicht damit anfangen. Du erinnerst dich an die Broschüre in der untersten Ecke der Schreibtischschublade. Ich trat zunächst einer geschlossenen Kühlkappen-Facebook-Gruppe bei, in der sich Patientinnen über ihre Erfahrungen austauschen. Hier erfuhr ich, dass es wohl sehr normal war, dass die Haare nach so vielen Wochen ausfallen, auch noch Wochen nach der letzten Chemositzung. Der Dialog mit Frauen aus aller Welt tat wirklich gut, und der Tenor war bei fast allen der gleiche: Ja, die Haare fallen zwar irgendwann vermehrt aus, aber nicht ganz. Die meisten hatten sich Haarbänder besorgt oder coole Frisuren gemacht. Jedenfalls versprühten sie Optimismus. Aber klar war auch: In der ersten Chemo hatte ich kaum Haare verloren, warum jetzt? Auch mein Onkologe wusste darauf keine Antwort. Denn das ist bei wirklich jeder Patientin unterschiedlich.

Ich biss die Zähne zusammen … Spielte mir hier vielleicht meine Psyche einen Streich? Denn obwohl die Nebenwirkungen der zweiten Chemo nicht mit denen der ersten zu vergleichen waren, schleppte ich mich mit immer größerem Missmut in die Praxis. Ich hatte keine Lust mehr! Ich wollte den ganzen Mist nicht mehr, war es leid und baute eine immer größere, innere Aversion dagegen auf. Meine Haare verabschiedeten sich weiterhin. Und auch wenn es nach außen nicht richtig sichtbar wurde, weil ich sie geschickt frisierte, machte es mich total fertig. Ich recherchierte nach Hilfsmitteln und fand neben Nahrungsergänzungsmitteln auch spezielle Shampoos und Seren, die meinen Haarwuchs stärken und den Ausfall minimieren sollten. Ich bestellte mir ein Riesenpaket davon. Viel hilft viel – ob das hier wohl auch zutraf?

# Surprise! Over and out

Und dann war der Spuk auf einmal vorbei! Wirklich und echt vorbei! Ganz unverhofft, an einem Donnerstag, an dem ich eine Zwischenuntersuchung hatte, sprach mein Onkologe die erlösenden Worte: »Frau Bülter, wir müssen hier nichts erzwingen. Sie haben bis jetzt super durchgehalten. Wenn der Kopf aber aussetzt, dann nutzt es auch dem Körper nichts. Sie haben eine Menge Chemie in sich, und ich bin mir sicher, dass das reicht und wir die Chemotherapie hier beenden können.«

Ich war in meinem Leben selten so dankbar für Worte! Denn ich war mir in dem Moment nicht sicher, ob ich noch eine weitere Session überstanden hätte. Die letzten Monate waren psychisch und physisch ein ziemliches Auf und Ab und sehr zermürbend gewesen.

Dazu muss gesagt sein: Ich war sowieso fast fertig mit meinem zweiten Zyklus, wir hörten einfach nur etwas früher auf. Zumal mir der Arzt noch eine Studie aus den USA präsentierte, die besagte, dass so eine adjuvante Therapie wie bei mir jetzt – also nach einer Operation – die Rückfallquote oder Metastasenbildung nicht so sehr verhindere wie eine neoadjuvante Therapie, also vor der Operation. Er stellte den weiteren Nutzen also quasi selbst in Frage und meinte lächelnd: »Wir vereinbaren jetzt gleich einen Termin für die erste Nachsorgeuntersuchung, machen Sie sich keinen Kopf und erholen Sie sich erstmal im Urlaub!« Wow! Ich wankte aus der Praxis, denn ich konnte es irgendwie nicht glauben: Jetzt sollte der Wahnsinn also tatsächlich aufhören? Irgendwie schien mir das noch so unwirklich. Ich hatte hier an so vielen Montagen gesessen, kannte alle Schwestern, viele Patientinnen, lief den Weg dorthin im Schlaf. Das sollte jetzt wirklich enden? Das Kapitel Chemo war abgeschlossen? Ich lief in den nächsten Supermarkt, kaufte ein und kochte für die Kinder und mich Lachs mit Kartoffelpüree und Möhrchen. Dann erzählte ich es beiden:»Kinder, ich bin durch, ich brauche nicht mehr zur Chemo.« Wieder einmal schauten mich große Kinderaugen an. Dann platzte der Knoten. Mina fing an, durchs Wohnzimmer zu wirbeln, und rief in Dauerschleife:»Mami ist wieder gesund!« Nicolas war dagegen noch etwas in Sorge:»Ist das echt okay jetzt, Mama?«

Ja, es war okay! Es fühlte sich in dem Moment und auch nach ein paar Tagen für mich gut und richtig an. Mein Bauchgefühl hatte mich bis dahin so gut wie nie im Stich gelassen. Ob ich jetzt 200 mg mehr oder weniger Chemie in meinen Venen hatte, machte für mich nicht mehr den Unterschied. Ich brauchte endlich wieder einen Alltag ohne Spritzen, ständige Arzttermine, Untersuchungen und Sorgen. Und wollte zudem alles tun, damit mein Körper möglichst schnell die Chemie wieder loswurde. Denn vollgepumpt bis oben hin war ich schließlich immer noch.

Meine Heilpraktikerin riet mir zu einer Art Detoxkur. Dafür nahm ich jeden Morgen und jeden Abend spezielle Detoxtropfen namens»Biologo«, welche den Stoffwechsel ankurbeln und die Chemie möglichst schnell aus mir herausschleusen sollten. Außerdem machte ich eine spezielle Art der Darmreinigung namens»Hydrocolon«, welche den Dickdarm von Schadstoffen und zum Beispiel Darmsteinen befreien soll. Um mein Immunsystem möglichst schnell auf

Trab zu bringen, ließ ich mir hochdosiertes Vitamin C spritzen.

TIPP Hör immer auf dein inneres Gefühl – ob Chemounterbrechung, andere Ärztemeinungen, Therapieformen. Keiner kennt dich so gut wie du dich selber.

# Vitamin Sea

Kurze Zeit später sollte es endlich in den lang ersehnten Griechenlandurlaub gehen – und zwar mit einer lustigen Reisetruppe. Mit dabei waren nämlich meine engen Freundinnen Regina und Tina, und Tina hatte auch noch ihre beiden Söhne mitgebracht. Tina und ich waren schon des Öfteren zusammen verreist. Unsere Kombi hat immer super funktioniert, weil unsere Kinder sich auch bestens verstehen. Jetzt war noch Regina dabei. Wir drei Mädels hatten immer so viel Spaß, wenn wir unterwegs waren. Ich war überglücklich, mit den beiden in die Sonne zu fliegen.

Am Abend vorher packte ich vorfreudig wie ein kleines Kind die Koffer für Nicolas, Mina und mich. Mein Schlafzimmer sah wild aus. Zwei Koffer lagen aufgeklappt auf dem großen Bett, Klamotten, Spielsachen und Schuhe verteilten sich auf dem Boden und der Couch. Zwischen Badelatschen, Schnorcheln und Reiselektüre schweiften meine Gedanken ab. Es hatte sich echt merkwürdig angefühlt in letzter Zeit, keine ständigen Arzttermine mehr wahrzunehmen. Nicht den persönlichen, wöchentlichen Marathon zu überstehen. Bei meiner Arbeit im Sender hatte ich zuletzt nur noch alles übergeben. Kena und ich gingen mit unserem Format in die Sommerpause. Sprich: Alle To-dos waren erledigt, es gab in diesem Moment nichts mehr zu tun für mich, und doch war ich innerlich unruhig. Immer noch merkte ich, wie meine Organe kämpften, wie sie versuchten, ständig die Chemie auszuscheiden. Meine Nächte waren immer noch recht schlaflos und ich ziemlich schlapp. Kofferpacken strengte mich total an. Das war früher nie so – und irgendwie überraschte es mich, auch wenn ich die Gründe kannte. Müsste sich nicht langsam alles wieder normalisieren? Ein befreundeter Arzt hatte mir allerdings schon gesagt: Bis du wieder annähernd die Alte wirst, dauert es mindestens genauso lange wie die Zeit, die du in Behandlung warst. Also bei mir in etwa einem Dreivierteljahr. In diesem Moment kam mir das sehr lang vor.

Nicolas und Mina rissen mich aus meinen Gedanken, weil sie plötzlich Sachen aus ihren Zimmern schleppten, die unbedingt noch mit sollten. Wir diskutierten, ob fünf Kuscheltiere nun wirklich nötig seien für Mina und welchen Rucksack Nicolas als Handgepäck mitnahm. Am nächsten Morgen düsten wir wie beseelt zum Flughafen. Es war unser erster gemeinsamer Urlaub nach einem Jahr. Nach DEM Jahr, das unser aller Leben auf den Kopf gestellt hatte. Ich wollte diesen Sommer für uns alle so schön wie möglich gestalten, denn es war nicht nur für mich eine harte Zeit gewesen. »Wir gönnen uns jetzt was und werden es uns so richtig gut gehen lassen«, sagte ich zu meinen Kindern und drückte sie einmal feste an mich. Nach einem ruhigen Flug nach Rhodos checkten wir in unser schönes Hotel ein. Ich war im absoluten Glückszustand: ein toller Pool, das Meer direkt vor der Nase und das Essen ein Traum. Tina und Regina trudelten einen Tag später ein. Es gab ein großes »Kali mera«, also Hallo in der Hotel-Lobby, und wir waren für die nächste Zeit eine eingeschworene Reisefamilie.

Es sollte wirklich einer der besten Urlaube werden, die ich je hatte. Der perfekte Mix aus Ausflügen und Erholung. Wenn ich nach einer größeren Unternehmung mal wieder etwas

Ruhe brauchte, schnappten sich meine Freundinnen die Kinder. Griechenland, die Heimat der Götter, war schlichtweg das perfekte Ziel. Es gab mystische Kultstätten wie den Großmeisterpalast, tolle Natur wie das Schmetterlingstal und so klares Meerwasser. Das Land faszinierte mich sofort. Wir kletterten auf Berge, um alte Klöster zu besichtigen wie in Tsambika und irre Ausblicke zu genießen, wanderten durch die Altstadt von Rhodos auf den Spuren der alten Griechen, gingen in bezaubernden, kleinen weißen Dörfern wie Lindos shoppen oder Eis essen.

Abends saßen wir drei Freundinnen oft bei einem Glas Wein zusammen, und es tat so gut, ausführlich und ohne Hemmungen über meine Erkrankung, über das Gewesene zu sprechen. So vieles poppte immer mal wieder auf. Ich wollte es weder unterdrücken noch verschweigen, aber auch den Fokus nicht zu sehr darauf legen. Die beiden hatten viel Verständnis für meine Stimmungsschwankungen.

Jeden Tag ging ich an den Strand und schwamm meine Runden. Dabei hatte ich das Gefühl, dass ich die Chemie, die noch in meinem Körper war, quasi ins Meer schwemmte. Zug um Zug im salzigen Wasser ließ ich mehr los. Ich merkte, dass ich immer ruhiger und gefestigter wurde. Außerdem schlief ich wie ein Baby – manchmal bis zu zehn Stunden. Mein Körper erholte sich offenbar von den Strapazen der Behandlung. Und ich gab ihm das, was er brauchte. Ich gönnte mir eine eineinhalbstündige Massage – die Wellness für die Seele war. Und machte in den knapp drei Wochen sehr regelmäßig Sport – ob den Yoga-Kurs vom Hotel oder eine Online-Sport-Session mit Tina im Fitnessraum. Ich bekam immer mehr hin, ohne Pausen einlegen zu müssen. Nach einem echt zehrenden Intervalltraining schaute mich meine Freundin verschwitzt und bewundernd von der Seite an und meinte: »Ganz ehrlich, Tani, ich hätte nie gedacht, dass du schon so fit bist. Wow!« Ich war ja selber etwas erstaunt. Aber hier konnte ich offenbar wirklich loslassen. Ich musste mich um nichts kümmern, hatte meine Herzensmenschen um mich herum und durfte mich treiben lassen. Herrlich!

Besonders das Meer hatte eine magische Wirkung auf mich. Es beruhigte mich mit seinen rauschenden Bewegungen und dem salzigen Aroma. Und der Blick auf das weite Wasser war wie eine Art Meditation. Abends ging ich manchmal in der Dämmerung ans Meer und dankte dem Universum dafür, dass ich in dem Moment an diesem wunderschönen Ort sein durfte. Dafür, dass ich die Behandlung hinter mir hatte und nun ein neues Kapitel in meinem Leben aufschlagen konnte. Ich hatte meine Mistbeule besiegt, ich hatte überlebt. Hinter mir lag die härteste Zeit meines Lebens. Tränen liefen mir über die Wangen, als mir das bewusst wurde. Noch nie zuvor hatte ich dem Tod ins Auge geblickt und diesen Gedanken die ganze letzte Zeit weit von mir geschoben. Aber let's face it: Krebs ist ein Arschloch, das steht außer Frage. Und es war ernst! Mein Tumor war einer der aggressiven Sorte gewesen. Die ganze Sache hätte auch anders enden können.

Ich war stolz darauf, wie ich das letzte Dreivierteljahr gemeistert hatte, mit all seinen Herausforderungen. Und natürlich: Mich hat diese Krankheit massiv verändert. Nicht nur äußerlich, auch innerlich. Wer einmal sehr krank war, dem ist plötzlich bewusst, wie wichtig Gesundheit wirklich ist. Mal ehrlich, wir alle, mich eingeschlossen, nehmen das im hektischen Daily Life überhaupt nicht mehr wahr. Wir wünschen anderen zum Geburtstag viel Gesundheit, aber realisieren wir, was wir da sagen? So wirklich?

Bei vielen von uns geht es im Leben meist um »höher, schneller, weiter«! Davon kann ich mich auch nicht freisprechen. Aber jetzt hatte ich mir andere Ziele gesetzt. Dazu gehörte definitiv eine ausgewogenere Work-Life-Balance – ein schwieriges Unterfangen als Single-Working-Mom, aber nicht ausweglos. Ich möchte keine Zeit mehr vergeuden, sondern sie mit den für mich richtigen und wichtigen Dingen verbringen. Mir war klar, dass ich künftig besser auf mich aufpassen muss. Bislang hatte ich alle Warnsignale, die mein Körper mir schon geschickt hatte, stur ignoriert.

> **TIPP**  Du bist für dich selber verantwortlich. Keiner kann so gut auf dich aufpassen wie du selber! Do it!

Natürlich kann ich nicht aufhören zu arbeiten, ich muss ja schließlich Geld verdienen. Kürzertreten aber schon. Sämtliche Energiefresser möchte ich nicht mehr um mich haben, und ja, manchmal muss man sich auch ein Stück weit selber austricksen. Ich wollte mehr Zeit in der Natur verbringen und beschloss, mir einen Schrebergarten zuzulegen. Ich hatte das vorher immer als mega-spießig abgetan. Aber letztlich verbringt man »gezwungenermaßen« viel Zeit im Grünen, kann sein eigenes Biogemüse anbauen und sich so ein Stück weit entstressen vom hektischen Großstadtleben. Überhaupt kamen mir jetzt Dinge, die meine Eltern mit mir gemacht hatten, als ich noch ein Kind war, total logisch vor. Wie hatte ich die Radtouren jedes Wochenende irgendwann für mega uncool gehalten. Aber letztlich waren es immer super Ausflüge gewesen, wir hatten viel Neues gesehen, waren draußen, hatten uns bewegt. Kirschen pflücken im eigenen Garten? Kein Bock! Dabei hätte ich heute so gern einen eigenen Kirschbaum. Ich stand bereits auf der Warteliste für einen nächsten frei werdenden grünen Fleck vor den Toren Berlins, einer niedlichen Datsche, wie man hier sagt.

In diesem Urlaub hatte ich also Zeit, meine Gedanken

zu ordnen, eine unbeschwerte Zeit mit meinen Kindern zu verbringen, Pläne zu schmieden und kräftiger zu werden. #missionerfüllt

Und was soll ich dir sagen: Plötzlich fielen die Haare nicht mehr aus. Ob es nun daran lag, dass die letzte Chemositzung jetzt doch schon länger zurücklag, oder vielleicht mehr an meinem inneren Gefestigtsein, keine Ahnung. Jedenfalls war ich sehr glücklich darüber, dass dieser Schwund ein Ende hatte.

TIPP Wenn du kannst, gönn dir nach den Behandlungen einen Urlaub am Meer.

# Rückkehr in ein neues Leben

Braun gebrannt, gut gelaunt, gestärkt und mit vielen tollen Erinnerungen im Gepäck flogen wir knapp drei Wochen später zurück. Das Ende der Sommerferien war in Sicht. Und ich hatte mächtig Respekt davor, zu einem »normalen« Leben zurückzukehren. Normal heißt in diesem Fall: Beide Kinder gehen wieder täglich in die Schule, ich wuppe die Arbeit, den Haushalt und unseren Alltag. Doch vorher wollte ich noch etwas Neues mit meinen Haaren ausprobieren. Mein Glück war sicherlich, dass ich generell viele Haare hatte und durch die Kühlkappe mehr als die Hälfte erhalten wurde. Sie hatte auf jeden Fall großartige Dienste geleistet, und ich würde es jederzeit wieder so machen. Mir hat der Haarerhalt unglaublich gutgetan. Innerlich und äußerlich.

Wer mich nicht kennt, dem wären meine lichteren Stellen auf dem Haupt vermutlich nicht aufgefallen und der hätte denken können: Okay, sie hat dünnes Haar! Ich selber aber sprach mit meinem Friseur über Möglichkeiten, mehr Fülle reinzubringen. Denn ich kannte mich ja nun auch anders und wollte zumindest mal recherchieren, ob man die dünnen Haare auch aufpeppen kann. Er empfahl mir eine Technik namens Volume von Great Length, die ihrem Namen alle Ehre macht. Hierzu werden Echthaare, die an einem Netz hängen, auf das eigene Haar aufgesetzt und dort verknüpft. »Irre, was es alles gibt!,« dachte ich.

Ich saß also kurze Zeit später wieder bei André Märtens

im Salon. Das letzte Mal, als ich hier war, hatte er mir wegen der Kühlkappe die Haare abgeschnitten. Als ich mich in den Sessel dort niederplumpsen ließ, kam genau diese Erinnerung hoch, und ich musste lächeln. So viel war passiert in dieser Zeit! Jetzt ging es um etwas Banales, verglichen mit der Ernsthaftigkeit des letzten Besuchs. Aber mir war es wichtig und ich war neugierig darauf, so etwas auszuprobieren. André präsentierte mir ein Echthaarbüschel am Netz, das zunächst auf meinen Blondton eingefärbt wurde. Dann begann eine sehr detaillierte Arbeit. Denn die Haare wurden auf mein Haupt gelegt, ein Stück weit mit einem speziellen Gerät verschweißt und dann rundherum verknüpft und verbunden mit einer Art Häkelnadel. Nach dem Fönen sahen meine Haare plötzlich wieder so voll aus wie vor der Chemo und sie fassten sich auch so an. Ich grinste meinem Spiegelbild zu. Das sah echt toll aus!

«Das wird etwa vier bis sechs Wochen halten, dann müssen wir es austauschen. Deine Haare wachsen natürlich drunter ganz normal weiter», meinte André. Yeah, das hörte sich gut an. Ein super Übergang! Denn tatsächlich wuchsen meine Haare nun munter weiter. An Stellen, die vorher etwas ausgedünnt waren, wurde der zarte Flaum immer dichter.

Meine alte Optik hatte ich nun fast wieder. Aber in mir drin sah es doch etwas anders aus. Dieser große Moment, diese Wahnsinnsfreude, es geschafft zu haben, blieb schlichtweg aus. Ich wollte keine »Welcome back«-Party haben, die meine Freunde für mich schmeißen wollten. Meine Jubelschreie, dass ich es hinter mir hatte, blieben aus. Nicht falsch verstehen, ich war natürlich glücklich, nicht mehr zu Chemo und Co. zu müssen. Aber es herrschte gleichzeitig auch eine gewisse Leere und Ernsthaftigkeit in mir. Es gab nur einen Menschen, mit dem ich darüber reden konnte, meine Leidensgenossin während der Chemo, die ich mittlerweile so sehr ins Herz geschlossen hatte: Anja!

Ich fuhr zu ihr nach Hause, wo wir einen herrlichen Nachmittag auf ihrer Terrasse verbrachten. Wir tauschten uns ausgiebig über unsere aktuelle Gefühlslage aus. Es ging uns wirklich ähnlich. »Ich verstehe es selbst nicht, ich kann mich gar nicht richtig freuen«, meinte Anja zu mir. Zu tief hatte uns all das offenbar erschüttert. Es war eben nicht nur ein Schnupfen. Anja hatte während der Zeit aufgehört zu arbeiten und wollte mit dem Hamburger Modell wieder einsteigen, also sukzessiv ihre Arbeitsstunden steigern. Unser Plan war auch, vorher noch gemeinsam eine Reha zu machen. Die hatten wir beide bei der Deutschen Rentenversicherung beantragt. Uns war es wichtig, das zusammen zu machen. Denn ich war – Hand aufs Herz – nicht die typische Reha-Patientin. Zwar hatte ich durch das Yoga-Retreat super Erfahrungen in einer Gruppe mit fremden Menschen gemacht. Aber fünf Tage Yoga sind eben auch etwas anderes als drei bis sechs Wochen Reha. Auch wenn das sicher für viele eine ganz tolle Sache ist. Letztlich hat es für Anja und mich nicht geklappt, zusammen in eine Reha zu gehen. Daher schoben wir die Heilbehandlung auf nächstes Jahr. Mit etwas mehr Vorlauf sollte es für uns hoffentlich noch klappen. Denn dass wir so eine Auszeit auch dann noch gut gebrauchen können, hatten uns die Ärzte bestätigt. Die Kurklinikeinrichtungen waren jedoch für dieses Jahr rappelvoll gewesen. So beschlossen wir, im Herbst für ein Wochenende an die Ostsee zu fahren – als unsere persönliche Mini-Reha! Auch recherchierten wir weitere Alternativen wie beispielsweise eine Ayurveda-Kur. Das entgiftet den Körper perfekt. Aber der muss auch erstmal zu Kräften kommen, sprich: Ayurveda mit Entgiftung ist anstrengend und kräftezehrend und sollte erst ab circa sechs Monaten nach der letzten Chemositzung gemacht werden.

Mit Anja hatte ich durch den Brustkrebs einen tollen Menschen kennengelernt. So viele »Happy Mondays« hatten wir in unseren ausladenden Sesseln in der Onkologiepraxis gesessen und die Chemie, die unser Leben gerettet hat, in uns hineinlaufen lassen. Diese intensive Zeit wird uns bestimmt für immer miteinander verbinden. Wir drückten uns zum Abschied ganz fest.

Ich fuhr nach Hause, lief die Treppen in den fünften Stock hoch – musste ja fitter werden! – und schaute auf meine Metallpinnwand. Unter einem Magneten prangte ein Blatt. Nächste Woche – vier waren seit der letzten Sitzung vergangen – sollte ich meinen ersten Nachsorgetermin haben. Solche Untersuchungen werde ich nun in regelmäßigen Abständen haben. In meinem Bauch machte sich ein mulmiges Gefühl breit. Die Angst, dass alles doch nochmal wiederkommt, werde ich so schnell sicher nicht los. Ganz verdrängen will ich sie aber auch nicht. Der Brustkrebs ist ein Teil meines Lebens, und das wird für immer so bleiben. Aber ich blicke optimistisch in die Zukunft. Es tut so gut, wieder Pläne zu schmieden. Ich habe noch viel vor, mit meinen Kindern, im Job und vor allem mit mir selbst!
#jetzterstrecht

# Meine wichtigsten
# Hilfsmittel und Begleiter

Virtuelle Selbsthilfegruppe (App und Webseite): yeswecan!cer

Meditations-/Sport-App mit großem Angebot: actio

Online-Sport – Youtube, z. B. Katja Seifried

Hörbücher mit der Quintessenz wie »Das Prinzip Placebo«,
App »Blinkist«

Nüsse und Datteln gegen Übelkeitsattacken

Faszienrolle, um Gewebe zu lockern

Noppenball, um Taubheitsgefühlen vorzubeugen

Breastcare-App von Pink Ribbon

Microblading/Permanent Make-up: »Sheen« in Berlin oder
»Desiree Brandt« in München

Naturkosmetik von L'AMOVITA: natürliches Superfood
für die Haut

»Bimatoprost Augentropfen«, um Wimpern nicht zu verlieren

Kühlkappen gegen Haarverlust unter Chemo

»Volume Haarteil Great Length« für volleres Haar, nach der Chemo

Gegen Scheidentrockenheit: Zäpfchen von Vulniphan

»Sililevo Hydrolack« für die Nägel, um Nagelbruch zu verhindern

Spray für den Haarwuchs: «Minoxicutan« (nicht irritieren lassen,
dass da »nur für Männer« draufsteht) – das habe ich während und nach
der Chemo auf Anraten meines Arztes genommen

Wechseljahresbeschwerden lindern: www.xbyx.de (da gibt es auch tolle Informationen), z. B. die Produkte »Alles Omega« und »Volle Lust«

Für bessere Zellenergie und mehr Leistungsfähigkeit: Ampullen von Q 10 Magic Power

# Danksagung

Nicolas und Mina, ihr wart die ganze Zeit über mein Motor, meine Antriebsquelle. Mit euch möchte ich noch eine Menge erleben. Ich bin so stolz, eure Mama sein zu dürfen. Ich liebe euch über alles und weiß, dass es auch für euch eine schlimme Zeit war. Wir haben sie zusammen überstanden. Ihr wart so stark, rücksichtsvoll, habt so viel gelernt. Jetzt dürft ihr mich endlich wieder ärgern!

Mami, ohne dich würde der Laden hier nicht laufen. Seit geraumer Zeit. Du bist nicht nur die weltbeste Oma und Mutter, sondern eine bewundernswerte Frau. Du hast dich die ganze Zeit um alles gekümmert und mir immer den Rücken freigehalten. Ich liebe dich. DANKE!

Papa, unser Nachname »Bülter« kommt aus dem Westfälischen und heißt so viel wie »Hügel« oder »Berg«. Wir haben als Familie diesen Berg, diese Hürde des Lebens erklommen, und du warst ein wichtiger Teil des Ganzen. Danke, dass du immer für mich und die Kinder da warst.

Kerstin – durch dich habe ich eine neue Welt kennengelernt, die Meditation, die auch künftig eine so große Rolle spielt. Ich danke dir so sehr für deine Hilfe über all die Monate hinweg. Rückblickend betrachtet war es für mich einer der wichtigsten Meilensteine zur Gesundung. Danke, Süße!

Karin, Bianka – unsere Happy Mondays werden wir wohl alle nicht vergessen. Ihr wart eine so große Stütze in der Zeit. Von Herzen möchte ich euch dafür danken. Und jetzt möchte ich wieder mal für euch kochen dürfen.

Tina und Regina, meine lieben Freundinnen – ihr wart immer für mich da und habt mir auch einen der schönsten Urlaube beschert. Mit euch würde ich bis zum Mond fliegen. Ich bin so froh über unsere Freundschaft.

Kena – ich bin sehr glücklich, mit dir einen Lebensfreund gewonnen zu haben. Es bedeutet mir unendlich viel! Freue mich schon auf unsere nächste Autofahrt!

Mein Freundeskreis war in dieser Zeit so enorm wichtig – wichtiger denn je. Eure Nachfragen, Nachrichten (Ruth, die Witze waren der Knaller!) und liebevollen Anrufe haben mich aufgemuntert, motiviert, belustigt und mir das Gefühl gegeben, dass ihr für mich da seid. DANKE, Tini, Kim, Anna, Jacky, Aika, Bille, Dinah, Anni, Grit, Andi, Olga, Sani, Janine, Martina.

Du hast nie aufgegeben, immer die richtigen Worte gefunden, obwohl wir uns kaum kannten. Danke, A.

Anja, das »schönste Überbleibsel« aus der ganzen Zeit bist DU! Ich bin sehr glücklich, dass ich mit dir einen so tollen Menschen kennenlernen durfte und wir auch den Kontakt nach der »Mistbeule« noch halten.

Es gab Zeiten, da hätte ich nicht geglaubt, wieder als Moderatorin in die Kamera strahlen zu dürfen: Ihr habt immer an mich geglaubt, hattet immer eine Idee, ihr habt mich immer unterstützt als Management – professionell und so empathisch. Danke, Daniela und Silke! Es ist großartig, euch an meiner Seite zu wissen.

Tina G. – du bist so weise, so klug –, du hast mich durch deine Erfahrung und deine wunderbaren Schreibtipps bis ans Ende meines ersten Buches geführt. DANKE!

Liebe Ärzt*innen, Schwestern, Pfleger, Alternativmediziner*innen, Expert*innen eures Fachs – ihr habt mir geholfen, gesund zu werden. Euch gebührt der größte Dank!

Dieses Buch ist allen Menschen gewidmet, die in einer ähnlichen Situation wie ich sind. Ich wünsche euch das Allerbeste!

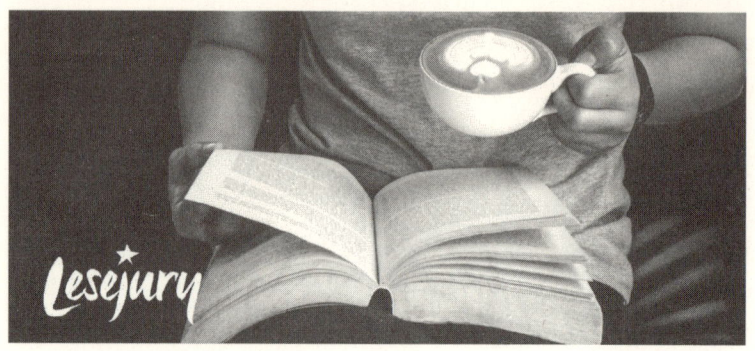